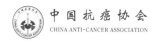

中国抗癌协会
CHINA ANTI-CANCER ASSOCIATION

中医治疗

中国肿瘤整合诊治技术指南（CACA）

CACA TECHNICAL GUIDELINES FOR HOLISTIC INTEGRATIVE MANAGEMENT OF CANCER

2023

丛书主编：樊代明

主　编：李　平　侯　炜　贾英杰

　　　　林洪生　陈信义　贾立群

U0244960

天津出版传媒集团

天津科学技术出版社

图书在版编目(CIP)数据

中医治疗 / 李平等主编 . —— 天津：天津科学技术出版社, 2023.3

("中国肿瘤整合诊治技术指南(CACA)"丛书 / 樊代明主编)

ISBN 978-7-5742-0798-1

Ⅰ.①中… Ⅱ.①李… Ⅲ.①肿瘤—中医治疗法 Ⅳ.①R273

中国国家版本馆 CIP 数据核字(2023)第 018967 号

中医治疗

ZHONGYI ZHILIAO

策划编辑：方　艳

责任编辑：张建锋

责任印制：兰　毅

出　　版：天津出版传媒集团

　　　　　天津科学技术出版社

地　　址：天津市西康路 35 号

邮　　编：300051

电　　话：(022)23332390

网　　址：www.tjkjcbs.com.cn

发　　行：新华书店经销

印　　刷：天津中图印刷科技有限公司

开本 787×1092　1/32　印张 7.125　字数 100 000

2023 年 3 月第 1 版第 1 次印刷

定价：80.00 元

编委会

丛书主编

樊代明

名誉主编

林洪生　陈信义

主　编

李　平　侯　炜　贾英杰　贾立群

副主编（以姓氏拼音为序）

陈　震　李小江　唐东昕　张　梅　张　英

核心编委（以姓氏拼音为序）

柴可群　高　宏　耿　刚　龚亚斌　侯　丽　郎海燕
李东芳　李　津　刘怀民　刘丽坤　娄彦妮　马　薇
沈红梅　苏　丽　王凤玮　王　维　吴文宇　徐　巍
杨如意　杨祖贻　翟笑枫　张恩欣　张洪亮　张雅月
张莹雯　朱耀东

编　委（以姓氏拼音为序）

陈　红　陈　杨　崔厚玺　郭姗琦　郝淑兰　何文婷
黄爱云　黄敏娜　焦丽静　焦培培　金晓炜　柯浩亮
李　娟　李　磊　李晓丽　刘莉萍　刘　青　刘绍永

刘　玉　罗　鑫　钱程欣　税会利　孙　婷　孙　鑫

孙　旭　田丽娅　汪　猛　王宝钢　王宏斌　王　芹

王　硕　吴朝妍　吴海艳　夏　青　谢贞明　徐兆诊

杨　君　姚依勍　张锋利　张　璐　张梅庆　张潇潇

张　瑶　张一哲　赵林林　赵瑞莲　郑　磊　周立江

周　舟

编写秘书

孙　婷　张锋利　孙　鑫　陈　杨

目录 Contents

第五章　肿瘤治疗的常用中成药 …………… 183

第一章

肿瘤放化疗并发症的
中医治疗

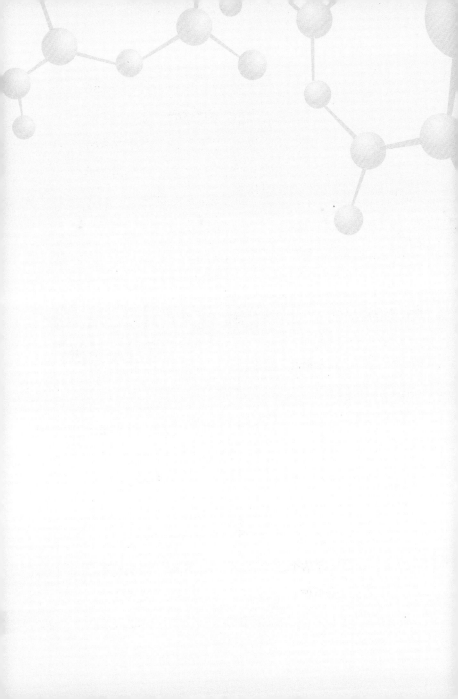

放化疗本质都是细胞毒作用,在杀伤瘤细胞同时,也会损伤机体正常功能,引起不同程度副反应,严重影响患者生活质量和治疗依从性。中医药在改善不良反应方面,从发病机制认识,到治则治法确立,再到药物选择,均具有独特优势。具体表现为能减轻放化疗所致胃肠道反应、皮肤黏膜损害、骨髓抑制、重要脏器损害、免疫功能紊乱、神经毒性及心理损害。

一、化疗相关胃肠道反应

化疗是肿瘤标准治疗的关键部分之一,在延长肿瘤患者生存时间同时,也带来一系列毒副作用。其中,恶心、呕吐、腹泻等胃肠道症状是化疗过程中或化疗后较常见的不良反应,其不适感降低患者接受化疗的顺应性。目前,国内外对化疗所致恶心、呕吐治法主要是应用5-HT3受体拮抗剂,皮质类固醇激素,NK1受体拮抗剂及镇静药物等;化疗相关性腹泻的治疗以补液、益生菌、纠正电解质酸碱平衡紊乱等控症治疗为主。中医诊治首先是正确地评估,寻找适合中医技术应用的病种与时机,其次要评估个体化用药特征,体现中医辨证用药精髓,在应用中医技术时要整合其他疗法,起到扶持、扶助、扶正的作用;中医特色的经典方药、中成药和针灸等适宜技术是控制疾病或不良反应的重要措施；药膳、食疗是"勿使过之，伤其正也"整合治疗、全程关护思想的重要体现，通过CACA指南策略即"评""扶""控""护"四步达到"双生"即延长生存时间、提高生存质量的目的。

（一）评——胃肠道反应的整合评估

评估目的是明确中医治疗的适应证及中医分型。通常，中药内服适于轻中度胃肠道反应，不适于重度胃肠道反应。中医外治适合所有级别胃肠道反应。

1.评病——化疗相关胃肠道反应的分级及中医治疗适应证

（1）化疗相关胃肠道反应的分级

a.恶心

1级：轻微恶心，正常食欲；2级：中度恶心，食欲下降，但能进食；3级：中重度恶心，进食较少；4级：恶心较重，不能进食。

b.呕吐

1级：1次/24小时；2级：2~5次/24小时；3级：6~10次/24小时；4级：>10次/24小时，需胃肠支持治疗。

c.腹泻

1级：大便次数增加2~3次/天；2级：大便次数增加4~6次/天或夜间大便或中度腹痛；3级：大便次数增加7~9次/天或大便失禁或严重腹痛；4级：大便次数>10次或明显血性腹泻或需胃肠外支持治疗。

（2）化疗相关胃肠道反应的诊断要点

有化疗史，结合临床表现和相关检查排除导致胃肠道反应其他相关疾病，即可评估为化疗胃肠道反应。其诊断要点包括：①病史：恶性肿瘤病史及化疗史。②症状：化疗中或后发生的恶心、呕吐、腹泻等。③排除要点：排除使用阿片类药物、存在不完全性或完全性肠梗阻、前庭功能障碍、肿瘤脑转移、电解质紊乱、尿毒症、肝功能异常导致的胃肠道反应；排除有晕动病、孕吐史、饮酒史、焦虑症引起的胃肠道反应；排除其他疾病或生理因素引起的胃肠道反应。

（3）化疗相关胃肠道反应中医适用范围

中医治疗适合各种化疗相关胃肠道反应，但在治疗过程中要反复评估，尤其是关注吐、泄内容物性质、腹部体征、血细胞分析及粪便分析，若出现板状腹或反跳痛明显、呕血、便血伴血象明显升高、血压下降明显等症时，应紧急给予相关西医内、外科治疗。

2.评因——化疗相关胃肠道反应的中医病因病机

（1）中医病因病机

化疗胃肠道反应从中医角度看，主要病机为"药毒"，导致脾胃运化失职、大肠传化功能失常，继而出现恶心、呕吐、腹泻之症；或化疗药导致正气亏损，损伤脾肾之阳，引起脾胃失和，水谷不化，发为化疗中或后的胃肠道症状。

（2）中医治则治法

脾胃为后天之本，药毒最易伤及脾胃，肿瘤患者本就正气不足而化疗使脾胃之气更伤，致使脾胃运化功能失常，痰饮内生，胃虚气逆，升降失和，故出现恶心、呕吐、腹泻等症。恶心呕吐当以健脾温中益气为法。腹泻以运脾化湿为治则，再据寒热不同，分别采取温化寒湿与清化湿热之法。

3.评证——化疗相关胃肠道反应的辨证分型

（1）恶心、呕吐

药毒导致"胃失和降，气机上逆"是化疗后恶心、呕吐根本病机。

a.肝胃不和

临床表现：化疗后呕吐嗳气，脘腹满闷不舒，反酸嘈杂，舌边红，苔薄腻，脉弦。

b.脾胃虚弱证

临床表现：化疗后恶心欲呕，食欲不振，食入难化，脘闷痞闷，大便不畅，舌淡胖，苔薄，脉细。

（2）腹泻

"脾虚湿盛"是化疗相关腹泻的关键病机，据其临床表现辨明"寒热"，其证候可分为夹湿和阳虚两种证候。

a.大肠湿滞证

临床表现：化疗后泄泻腹痛，泻下急迫，或如水样，小便短黄，舌淡白、苔白厚腻，脉滑数或濡数。

b.脾肾阳虚证

临床表现：化疗后腹泻和大便溏薄反复不已，伴有形寒肢冷、喜温喜按、腰膝酸软、小便清长，舌淡、苔白，脉沉细无力。

（二）扶——胃肠道反应的控症治疗

依据化疗药物致吐风险级别不同，预防方案从单一用药到二联用药、三联用药不等，常用止吐药物如5-

HT3受体拮抗剂、地塞米松、多巴胺受体拮抗剂或异丙嗪、奥氮平等。化疗相关性腹泻治疗以补液、益生菌、纠正电解质酸碱平衡紊乱等对症治疗为主。

（三）控——胃肠道反应的中医治疗

化疗相关胃肠道反应的治疗，对伴重度呕吐者，中药汤剂口服不适宜，临床上大多选用穴位注射、针灸及穴位贴敷或联合上述方法达到缓解症状的目的。

1.中医内治

（1）恶心、呕吐

a.肝胃不和

临床表现：化疗后呕吐嗳气，脘腹满闷不舒，反酸嘈杂，舌边红，苔薄腻，脉弦。

治法：疏肝理气，和胃降逆

推荐方药：四逆散合半夏厚朴汤加减

药物组成：柴胡10 g，白芍15 g，枳壳10 g，厚朴10 g，法半夏10 g，旋覆花10 g，竹茹10 g，茯苓15 g，苏梗10 g。

b.脾胃虚弱证

临床表现：化疗后恶心欲呕，食欲不振，食入难化，脘闷痞闷，大便不畅，舌淡胖，苔薄，脉细。

治法：益气健脾、燥湿化痰

推荐方药：四君子汤合二陈汤加减

药物组成：人参（去芦）、白术、茯苓（去皮）各9 g，法半夏、橘红各15 g，炙甘草5 g。

（2）腹泻

"脾虚湿盛"是化疗相关腹泻的关键病机，据其临床表现辨明"寒热"，可分为夹湿和阳虚两种证候。

a.大肠湿滞证

临床表现：化疗后泄泻腹痛，泻下急迫，或如水样，小便短黄，舌红、苔腻，脉滑数或濡数。

治法：解表化湿，理气和中

推荐方药：藿香正气散（或同名中成药）

药物组成：大腹皮、白芷、紫苏、茯苓（去皮）、半夏曲、白术、陈皮（去白）、厚朴（去粗皮，姜汁炙）、苦桔梗、藿香（去土）各10 g，炙甘草5 g。

b.脾肾阳虚证

临床表现：化疗后腹泻和大便溏薄反复不已，伴有形寒肢冷、喜温喜按、腰膝酸软、小便清长，舌淡、苔白，脉沉细无力。

治法：温中祛寒，补气健脾

推荐方药：理中丸合四神丸

药物组成：人参、干姜、炙甘草、白术各9 g，肉豆蔻10 g，补骨脂（破故纸）20 g，五味子10 g，吴茱萸5 g。

2.中医外治

（1）穴位注射

a.恶心、呕吐、腹泻的治疗

穴位注射：临床上不论恶心、呕吐、腹泻，虚、实、寒、热证，均可选下方穴位，出现症状后可立即治疗。

①取穴：足三里：在小腿外侧，外膝眼（犊鼻）直下3寸，距离胫骨前嵴一横指。

②注射方法：患者取平卧位，选取带5号针头的5 mL一次性注射器，抽吸药品胃复安4 mL，取双侧足三里穴常规局部皮肤消毒后，垂直进针（根据患者体形胖瘦）深度为（3±0.5）cm，回抽无回血后，缓慢注入药液2 mL，注射完毕用干棉签按压针口并轻揉局部，使药液渗透均匀。

b.普通针刺

针刺治疗主要发挥针刺循经调节机制，以操作方便、见效快为特征，可尽快缓解患者因化疗产生的呕吐症状。临床上不论虚、实证，均可选用足三里穴位进行针刺。

c.艾灸

艾灸足三里、中脘、关元穴，可快速缓解症状。

（四）护——胃肠道反应的调护

穴位注射及针刺一般不需特殊护理，操作过程中患者如出现眩晕、冒冷汗、恶心等晕针症状，应按晕针即刻处置，立即将针取出，头低脚高位休息，给予适量温水口服。

饮食应以进食清淡食物为宜，建议优质蛋白饮食摄入以补充必需营养，增强病人抗病能力。尽量不吃或少吃生冷辛辣等刺激食物，少食多餐，以免加重胃肠负担。

（五）生——胃肠道反应的治疗目标

临床上化疗相关胃肠道反应首先选择针刺和中医外治法，中医外治法对胃肠道症状较重、服药极其困难、恐药心理极强患者尤其适用，可增强患者依从性，保证治疗顺利进行。最终疗效是使患者生存时间延长和生活质量提高。

二、化疗所致重要脏器损害

化疗常引起心、肝、肾等重要脏器不同程度损伤。中医药在化疗减毒方面独具优势，中医诊疗按照CACA指南策略即"评""扶""控""护"四步达到"双生"即延长生存时间、提高生存质量的目的。

（一）化疗所致心脏毒性

1.评——化疗所致心脏毒性的整合评估

蒽环类、紫杉类、氟尿嘧啶类药物可引起剂量相关性心脏毒性，尤其是蓄积性心脏毒性。包括无症状心肌缺血、心律失常、心包炎、心肌梗死、缺血性心衰等。因此，化疗前应全面评估心功能，化疗中应动态评估，对心电图异常或心功不全者，应定期心电图、超声心动图监测，心肌酶检测。通常中医治疗适合轻中度心脏毒性患者，对重度患者，不适宜中医治疗。

（1）评病——心脏毒性的诊断

目前，化疗药物心脏毒性尚无统一的定义。我国《2013版蒽环类药物心脏毒性防治指南》推荐 Seidman A 等在曲妥珠单抗临床试验标准，即具有下面一项或多项表现：①充血性心功能不全症状、体征；②左室射血分数降低；③有心衰症状体征者，左室射血分数较基线降低至少5%，且绝对值<55%；④无心衰症状或体征患者，左室射血分数较基线下降至少10%，且绝对值<55%。ESMO建议左室射血分数较基线下降10%，尤其左室射血分数<50%时，考虑心脏毒性，ESC建议诊断标准为左室射血分数<50%，而SEOM心血管毒性临床指南建议左室射血分数<53%时需心脏专科治疗。其他常见症状包括心悸、血压改变、心肌梗死，少见可出现心包炎、心肌炎、充血性心衰、心源性休克或猝死等。

（2）评因——心脏毒性的中医病因病机

化疗药对肿瘤患者心脏损伤的临床症状可归为"心悸""胸痹"等病证范畴。化疗毒副作用为"药毒"伤及脏腑气血，致使全身衰弱，多以虚证为主，其中气阴两虚是最常见证候，日久则阴损及阳，从而心阳不振而现心脉瘀阻等证候。本症病位在心，基本病机是本虚标实，本虚以气血亏虚为主、标实以血脉瘀阻为主，治疗以"益气养血活血"为则。

（3）评证——心脏毒性的辨证分型

a.气阴两虚证

临床表现：心胸隐痛，时作时休，心悸气短，动则加重，伴倦怠乏力，声息低微，易出汗，舌质淡红，苔薄白，脉虚细或结代。

b.心血瘀阻证

临床表现：心胸疼痛，如刺如绞，痛有定处，甚则心痛彻背，背痛彻心，伴有胸闷，日久不愈，可因暴怒、劳累而加重，舌质紫暗，有瘀斑，苔薄，脉弦涩。

2.扶——心脏毒性的控症治疗

目前，在预防心血管毒性事件方面，右丙亚胺是唯一经FDA批准的心脏保护剂。但若出现心功能损伤，治疗药物则为治疗心衰的三大类基石药物：ACEI、ARB类药物、β受体阻滞剂等。

3.控——心脏毒性中医治疗

以"益气养血活血"为中医治则，根据患者体质，辨证论治，选下方治疗：

（1）中药汤剂

a.气阴两虚证

治则治法：益气养阴，活血通脉

推荐方药：生脉散合人参养荣汤

药物组成：人参、麦门冬、五味子、黄芪、白术、茯苓、当归、白芍、熟地黄、陈皮、桂心、远志各15 g，炙甘草5 g。

随证加减：若胸闷胸痛，可加丹参、三七、益母草、郁金、五灵脂等以活血通络。若脉结代，可加生地黄、阿胶、麻仁，益气养血，滋阴复脉。

b.心血瘀阻证

治则治法：活血化瘀，通脉止痛

推荐方药：血府逐瘀汤加减

药物组成：桃仁12 g，红花、当归、生地黄、牛膝各9 g，川芎、桔梗各5 g，赤芍、枳壳、甘草各6 g，柴胡3 g。

随证加减：若瘀痛入络，可加全蝎、穿山甲、地龙、三棱、莪术等以破血通络止痛；气机郁滞较重，加川楝子、香附、青皮等以疏肝理气止痛；胁下有痞块，属血瘀者，可酌加丹参、郁金、䗪虫、水蛭等以活血破瘀。

（2）中成药

a.麝香保心丸（伴有胸闷时可选）

功效：芳香温通，益气强心

组成：人工麝香、人参提取物、人工牛黄、肉桂、苏合香、蟾酥、冰片。

适应证：用于气滞血瘀所致的胸痹，症见心前区疼痛、固定不移；心肌缺血所致的心绞痛、心肌梗死见上述证候者。

b.稳心颗粒（伴有心律失常时可选）

功效：益气养阴，活血化瘀

组成：党参、黄精、三七、琥珀、甘松。

适应证：用于气阴两虚，心脉瘀阻所致的心悸不宁、气短乏力、胸闷胸痛；室性早搏、房性早搏见上述证候者。

c.生脉饮（伴心悸气短出汗时可选）

功效：益气复脉，养阴生津

组成：红参、麦冬、五味子

适应证：用于气阴两亏，心悸气短，脉微自汗。

（3）中药注射液

a.参附注射液（伴有休克表现时可选）

功效：益气活血、回阳救逆、固脱

组成：红参、附片（黑顺片）。辅料为聚山梨酯80（供注射用）、盐酸、氢氧化钠、注射用水。

适应证：主要用于阳气暴脱的厥脱症（感染性、失血性、失液性休克等）；也可用于阳虚（气虚）所致的惊悸、怔忡、喘咳、胃疼、泄泻、痹症等。

b.丹红注射液（伴有心肌缺血表现时可选）

功效：活血化瘀，通脉舒络

组成：丹参、红花、注射用水。

适应证：用于瘀血闭阻所致的胸痹及中风，证见：胸痛、胸闷、心悸、口眼歪斜、言语塞涩、肢体麻木、活动不利等症；冠心病、心绞痛、心肌梗死，瘀血型肺心病、缺血性脑病、脑血栓。

4.护——心脏毒性的中医调护

由于目前相关治疗药物的限制性，因此预防心肌损伤、筛选敏感人群具有重要意义。主要预防措施包括用药前筛选高风险人群、心功能基线评估及定期随访、更改药物剂型、药物使用中缓慢滴注并限制用量、减少与其他心血管毒性药物联用等。加强中药复方制剂注射液使用的观察和护理，严格控制补液速度，以<120 mL/h速度匀速输入，防止输液速度过快诱发心衰，加重心肌损害。

饮食以清淡、易消化、高热量、高蛋白、少量多餐为宜，脂肪不宜过多，碳水化合物应粗细粮结合，食物种类多样，多吃新鲜蔬菜、水果，营养要均衡。

（二）化疗所致肝脏毒性

1.评——化疗所致肝脏毒性的整合评估

化疗药物引起的肝损伤主要是由化疗药及其代谢产物对肝脏直接毒性作用所致，早期表现为坏死、炎症，长期用药可出现纤维化、脂肪性变、肉芽肿形成、嗜酸性粒细胞浸润等慢性肝损伤。甲氨蝶呤、氟尿嘧啶、达卡巴嗪、依托泊苷等可引起肝损害，含草酸铂化疗可引起肝窦损伤和出血，含伊立替康化疗可引起不同程度脂肪性肝炎，化疗药可使潜在病毒性肝炎感染迅速恶化，引起急性或亚急性肝坏死（重症肝炎）。肝毒性损害主要症状为肝区胀痛或隐痛，口干苦，嗳气，腹胀，巩膜、皮肤黄染，发热，肝脾肿大，肝功能异常。临床检查多监测肝功能，主要表现为谷丙转氨酶、谷草转氨酶、血清总胆红素、直接胆红素异常。轻度药物性肝损伤首选停药观察，中重度需中药或西药保肝治疗。

（1）评病——肝脏毒性的诊断

a.药物性肝损害的诊断要点

药物性肝损伤的诊断是排除性诊断，全面、细致地追溯可疑用药史和除外其他肝损伤的病因对诊断至关重要，具体诊断建议如下：符合以下任何一种即为临床显著药物性肝损伤：①两次检查血清谷草转氨酶或谷丙转氨酶>5×ULN，或碱性磷酸酶>2×ULN；②血清总胆红素>2.5 mg/dL，伴谷草转氨酶、谷丙转氨酶或碱性磷酸酶水平升高；③国际标准化比值>1.5，伴谷草转氨酶、谷丙转氨酶或碱性磷酸酶升高。

b.药物性肝损害的分级，按Child-Pugh分级标准：

	评　　分		
	1	2	3
总胆红素（μmol/L）	<34	34 ~51	>51
血清白蛋白（g/L）	>35	28~35	<28
凝血酶原时间延长	1~3秒	4~6秒	>6秒
腹水	无	轻度	中等量
肝性脑病（级）	无	1-2	3-4

按积分法，5-6分为A级，7-9分为B级，10-15分为C级。

（2）评因——肝毒性的中医病因病机

化疗药物多经肝脏代谢，加之治疗周期长、慢性消耗大，极易影响脾胃、耗气伤阴。脾失健运，水液不得运化，停滞体内，产生湿、痰等病理产物，成为新的致病因素；痰湿不化，久则郁而生热，湿热内蕴，中医辨证大致分为"虚""实"两证，"虚"者多属气阴两虚，"实"者多数肝胆湿热。

（3）评证——肝毒性的辨证分型

a.肝胆湿热证

临床表现：胁肋胀痛或灼热疼痛，口苦口黏，胸闷纳呆，恶心呕吐，小便黄赤，大便不爽或兼有身热恶寒，身目发黄，舌苔黄腻脉弦滑数。

b.气阴两虚证

临床表现：胁肋隐痛，悠悠不休，遇劳加重，口干咽燥，心中烦热，头晕目眩，舌红少苔，脉细弦而数。

2.扶——化疗所致肝毒性的控症治疗

目前，针对化疗导致的肝损伤，西医基本治则是①及时停用可疑肝损伤药物，尽量避免再用可疑或同类药物；②充分权衡停药引起原发病进展和继续用药导致肝损伤加重风险；③根据药物性肝损伤临床类型选用适当药物治疗；④急性肝衰、亚急性肝衰等重症患者必要时可考虑紧急肝移植。

目前无证据显示2种或以上抗炎保肝药物对药物性肝损伤有更好疗效，因此不推荐2种或以上抗炎保肝药物联用。

3.控——化疗所致肝毒性的中医治疗

（1）中药汤剂

a.肝胆湿热证

治则治法：清热利湿

推荐方药：茵陈蒿汤或龙胆泻肝汤

药物组成：茵陈蒿汤：茵陈18 g，栀子12 g，大黄（去皮）6 g。龙胆泻肝汤：龙胆草（酒炒）6 g，黄芩（酒炒）9 g，山栀子（酒炒）9 g，泽泻12 g，木通9 g，车前子9 g，当归（酒炒）8 g，生地黄20 g，柴胡10 g，生甘草6 g。

随证加减：若湿重于热者，可加茯苓、泽泻、猪苓以利水渗湿；热重于湿者，可加黄柏、龙胆草以清热祛湿；胁痛明显者，可加柴胡、川楝子以疏肝理气。肝胆实火热盛，去木通、车前子，加黄连泻火。

b.气阴两虚证

治则治法：益气养阴柔肝

推荐方药：一贯煎

药物组成：北沙参、麦冬、当归身各9 g，生地黄20 g，枸杞子15 g，川楝子5 g。

随证加减：有虚热或汗多，加地骨皮；舌红而干，阴亏过甚，加石斛；胁胀痛，按之硬，加鳖甲；烦热而渴，加知母、石膏；腹痛，加芍药、甘草；不寐，加酸枣仁；口苦燥，少加黄连。

（2）中成药

a.护肝宁片

功效：清热利湿，保肝护肝

组成：垂盆草、虎杖、丹参、灵芝。

功能主治：清热利湿，益肝化瘀，疏肝止痛；退黄、降低谷丙转氨酶。用于急性肝炎及慢性肝炎。

b.垂盆草颗粒

功效：清利湿热

组成：鲜垂盆草。

适应证：有降低谷丙转氨酶作用。用于急性肝炎、迁移性肝炎及慢性肝炎活动期。

c.茵栀黄颗粒

功效：清热解毒，利湿退黄

组成：茵陈（棉茵陈）提取物、栀子提取物、黄芩提取物（以黄芩苷计）、金银花提取物。

适应证：用于肝胆湿热所致的黄疸，症见面目悉黄、胸胁胀痛、恶心呕吐、小便黄赤；急、慢性肝炎见上述证候者。

（3）中药注射液

a.舒肝宁注射液

功效：清热解毒、利湿退黄、保肝护肝

组成：茵陈提取物、栀子提取物、黄芩苷、板蓝根提取物、灵芝提取物。

适应证：用于湿热黄疸，症见面目俱黄，胸胁胀满，恶心呕吐，小便黄赤，乏力，纳差，便溏；急、慢性病毒性肝炎见前述症状者。

4.护——化疗所致肝毒性的调护

化疗时应避免选用对肝功能有损伤的中药，肝功能损伤病人皮肤可能出现黄染、瘙痒等现象，勿用手抓挠，保持皮肤清洁、干燥，修剪指甲，避免皮肤划痕。

肝功能损伤病人饮食应清淡有营养、易消化，多食蛋白类食物能保护肝脏正常性能，加快受损肝细胞的再生修复，避免辛辣、油炸、腌制等刺激性食物。进食不宜过饱，否则会加重肝脏负担，食欲欠佳者可指导病人家属通过调整食物的色、香、味以促进病人食欲。

（三）化疗所致肾脏毒性

1.评——化疗所致肾毒性的整合评估

部分化疗药物如顺铂、氨甲蝶呤、5-氟尿嘧啶等，在通过肾脏代谢时可能会对肾脏造成毒性作用，引起肾功能损害。主要表现为肾小管上皮细胞急性坏死、变性、间质水肿、肾小管扩张，严重时出现肾衰。患者可出现腰痛、血尿、水肿、小便化验异常。多次、高剂量使用肾毒性化疗药可造成不可逆肾功损害，严重时可致尿毒症。

（1）评病——肾毒性的诊断

日本学者曾于2016年发布药物相关肾损害临床指南，指出药物性肾损害诊断标准如下：①药物使用后新发肾损害或肾损害加重；②停药后肾损害好转；③排除其他导致肾损害的原因。在肿瘤初始治疗阶段，出现急性肾损伤者，可参考肿瘤溶解综合征诊断标准；在长期治疗过程中出现蛋白尿或慢性肾病表现时，肾活检有助于诊断。临床上将顺铂引发的肾功能损伤分为5个等级：0级，患者无肾脏损伤；1级，患者伴一过性肾小管损伤，但肾小球功能无变化；2级，出现一过性肾小球功能损伤；3级，出现长期肾小球功能损伤；4级，出现急性肾衰竭。

（2）评因——肾毒性的中医病因病机

肿瘤患者多脏腑虚衰，加之化疗药损伤，使正气愈虚，伤及先天和后天根本，或阴液不足而肾精不足，肝失濡养，或阳气虚衰，脾肾失于温化导致一系列机体失和表现。正如："脾肾俱虚为水病，脾虚则制水不能，肾虚则水气不通"，故以补法配合通法，遵循"以补和通"的治则，还要注重补益脾肾。

（3）评证——肾毒性的辨证分型

化疗后出现肾功受损和蛋白尿，再依据临床症状可分以下两型。

a.肝肾阴虚证

临床表现：目花、目干，腰酸肋痛，耳鸣，夜间盗汗，失眠多梦，腰膝酸软，浮肿，头晕耳鸣，少气，舌体瘦小，脉细弱。

b.脾肾阳虚证

临床表现：肢冷，畏寒喜热，大便五更泄泻，面白，纳呆，夜尿较频，小便清长。舌淡胖有齿痕，脉沉弱或沉细。

2.扶——化疗相关肾毒性的控症治疗

药物相关肾损害治疗主要是停用导致肾损害药物。停药后肾损害无明显好转，可考虑类固醇治疗。肾功能异常者用经肾脏排泄的药物时，应根据患者肾小球滤过率调整药物剂量。若出现急性肾衰竭，也可针对性予血浆置换和透析等疗法。

3.控——化疗相关肾毒性的中医治疗

（1）中药汤剂

a.肝肾阴虚证

治则治法：滋阴疏肝，补肾填髓

推荐方药：六味地黄丸。

药物组成：熟地黄24 g，牡丹皮9 g，山茱萸12 g，山药12 g，泽泻9 g，茯苓9 g。

b.脾肾阳虚证

治则治法：温补肾阳，补脾益气

推荐方药：金匮肾气丸。

药物组成：山萸肉18 g，制附子6 g，没药10 g，牡丹皮12 g，干地黄24 g，茯苓12 g，怀山药18 g，桂枝7 g，泽泻12 g，牛膝10 g。

（2）中成药

金水宝胶囊

功效：补益肺肾，秘精益气

组成：发酵虫草菌粉（Cs-4）

适应证：用于肺肾两虚，精气不足，久咳虚喘，神疲乏力，不寐健忘，腰膝痿软，月经不调，阳痿早泄；慢性支气管炎、慢性肾功能不全、高脂血症、肝硬化见上述证候者。

4.护——化疗相关肾毒性的调护

化疗时应避免选用对肾功能有损伤的中药，化疗药物主要由肾脏排泄，必须确保充分尿量以减轻化疗药物对肾小管的损伤。注意观察记录患者每天出入液量，嘱患者每天饮水 2000~2500 mL，维持每天尿量在 2000~3000 mL 以上，以减少肾损害，注意观察尿液性状，排便后用温水清洗局部，女性注意经期卫生。定期复查肾功能，如发现尿素氮和肌酐升高，需及时处理。

增加低蛋白、富含维生素食物的摄入量，指导进食药膳的方式进补，如肾虚者可多食用桑葚，水肿者食用冬瓜汤等。

（四）化疗所致心、肝、肾损害的治疗目标

化疗导致的心、肝、肾等重要脏器毒性的预防和治疗需用药前后仔细、全面评估心、肝、肾基础功能、及时停药和积极对症处理。中医药作为整合治疗的重要组成部分，能在一定程度上减轻脏器损害，提高患者生活质量，延长患者生存时间。

三、化疗所致神经毒性

神经毒性病变是由多种原因导致的周围神经损伤。在肿瘤治疗过程中常见导致神经毒性的药物包括化疗药物诱导的神经毒性、免疫治疗相关神经毒性等。其中化疗药诱导的神经毒性发病率高，以下主要阐述化疗诱导的周围神经病变。

化疗诱导的周围神经病变（chemotherapy-induced peripheral neuropathy，CIPN）是由化疗药损伤周围神经系统导致的一种神经性毒病变，是临床肿瘤患者接受化疗后的常见并发症。可能限制化疗药物进一步使用，严重降低患者生活质量。目前许多化疗药物都可导致CIPN，包括铂类、微管蛋白抑制剂（紫杉类、长春碱类等）、烷化剂、抗代谢药物（吉西他滨、氟尿嘧啶类）等。CIPN常规治疗方法包括药物和非药物治疗，药物治疗分全身和局部药物治疗；非药物治疗又包括针灸、冷冻疗法、压迫疗法及其他疗法。中医诊治按照CACA指南策略即"评""扶""控""护"四步达到"双生"即延长生存时间、提高生存质量的目的。

（一）评——化疗所致神经毒性的整合评估

1.评病——CIPN分级及中医治疗适应证

（1）CIPN分级标准

见NCI-CTCAE周围神经毒性分级标准。

NCI-CTCAE（v5.0）周围神经毒性分级

分级	1级	2级	3级	4级	5级
周围感觉神经障碍	无症状	中度症状；影响工具性日常生活能力	严重症状，个人自理能力受限	危及生命，需要紧急干预	–
周围运动神经障碍	无症状；仅临床或诊断所见	中度症状；影响工具性日常生活能力	严重症状，个人自理能力受限	危及生命，需要紧急干预	死亡

（2）CIPN的诊断要点

根据用药史、临床表现和评估工具诊断。CIPN的诊断要点包括：①病史：化疗药物使用史；②症状：主要体现在感觉、运动和自主神经三个方面，如手足麻木或疼痛，遇冷加重，关节僵硬、肌肉痉挛，甚至不能从事精细动作、走路踩棉花感等，症状多呈对称性，手套和长袜分布；③体征：触觉、压觉、震动觉和四肢末梢知觉减退或丧失、腱反射消失等；④辅助评估检查：神经肌电图传导异常等；⑤综合临床评估：包括FACT/

GOG- Ntx 量表、EORTC QLQ-CIPN20 量表等，可有助于明确诊断。

（3）中医治疗适应证

适于化疗期间出现神经毒性的患者，对剧烈疼痛者建议联合止痛治疗。

2.评因——CIPN 的中医病因病机

（1）中医病因病机

中医认为周围神经毒性归属于"血痹""痹证"，经络瘀阻是关键病机。气虚血滞，阳虚寒凝，经络闭塞而产生麻木不仁，疼痛等症状。最根本的原因在于药毒滞于经络，阳虚不能温通经络、气虚不能荣养四肢，从而表现出以肢端感觉异常为主的症状。

该病病位在经络，"虚""瘀"为其根本病因。症状早期为四肢感觉异常，局部气血瘀阻，以实证为主，后期多伴肢体运动障碍及肌肉无力，表现为本虚标实的证候。

3.评证——CIPN 的辨证分型

"虚、瘀"是CIPN的治疗关键，根据其临床表现及中医八纲辨证的基本原则，其证候可分为气虚血瘀、阳虚寒凝两种。

（1）气虚血瘀证

主症：指（趾）麻木，时有疼痛等感觉异常，劳累时加重。

次症：疲倦懒言，自汗等。舌质暗，少苔，舌下络脉紫黑，脉涩或弱。

（2）阳虚寒凝证

主症：指（趾）麻木或疼痛等感觉异常，遇冷加重。

次症：恶食生冷，畏寒肢冷等。舌质淡，苔薄白，脉沉迟或紧。

（二）扶——化疗所致神经毒性的控症治疗

以通经活络为总治则，对于疼痛患者，可使用度洛西汀、普瑞巴林等止痛治疗，局部治疗神经性疼痛可外用辣椒素贴剂、利多卡因贴剂和各种凝胶贴剂等。此外，还可使用冷冻疗法和外科手套压迫疗法预防CIPN。

（三）控——化疗所致神经毒性的中医治疗

1.中医内治

以通经活络为主要治则，临床根据患者体质差异，辨明虚实寒热，选用下方内服：

（1）气虚血瘀证

治法治则：补气温阳，活血通络

推荐方药：黄芪桂枝五物汤加减

药物组成：黄芪 20 g，桂枝 10 g，白芍 10 g，当归 10 g，鸡血藤 30 g，老鹳草 15 g，生姜 10 g，大枣 10 g。

随证加减：上肢麻木者，加桑枝。下肢麻木者，加牛膝。

（1）阳虚寒凝证

治法治则：温阳散寒通络

推荐方药：当归四逆汤加减

药物组成：当归 10 g，桂枝 10 g，细辛 3 g，芍药 12 g，生甘草 3 g，大枣 10 g。

随证加减：寒甚者，加制附子；偏气虚者，加黄芪、党参；肢痛者加鸡血藤、老鹳草。

2.中医外治

（1）中药熏洗

a.治疗方

适用人群：治疗化疗药物引起的神经毒性患者。

药物组成：艾叶 15 g，细辛 9 g，威灵仙 30 g，红花 9 g，透骨草 30 g，鸡血藤 30 g，老鹳草 30 g，桂枝 15 g。

具体用法：每剂煎煮30分钟，煎至500 mL，使用时加热水稀释至1000 mL，先熏蒸患部，待水温合适后浸泡患部，每次30分钟，1次/天，1周为1个疗程，连续使用4个疗程。

b.预防方

适用人群：预防化疗药物引起神经毒性的患者。

药物组成：海风藤30 g，络石藤30 g，钩藤30 g，鸡血藤30 g，威灵仙20 g，老鹳草30 g。

具体用法：适用于预防及降低神经毒性发生率。从化疗第1天开始每日1剂，水煎2000~3000 mL，倒入熏洗桶内，密封，恒温43℃，放入手足，洗双足部及手部后加热，蒸汽可熏蒸小腿部及前臂40分钟，每日2次，直至化疗结束。

（2）针刺治疗

适用人群：化疗药物引起的神经毒性患者。

针刺有良好活血通络功效，对治疗CIPN有潜在益处，临床上可选：

主穴：足三里、三阴交、合谷

配穴：上肢麻痛者可加手三里；手指麻者加十宣；下肢麻痛者可加环跳、承山；足趾麻木加八邪。

针刺方法：见第四章肿瘤相关并发症的针灸治疗。

（四）护——化疗所致神经毒性的调护

日常避免接触冷水及寒冷物品刺激，洗漱应使用温开水。夏天尽量不吹电扇、空调，冬季做好防寒保暖，尤其在使用奥沙利铂时注意手脚保暖，可佩戴手套、穿厚袜。建议适宜运动，可选择散步、易筋经、打太极等有氧运动。不建议从事重体力劳动。

生活有规律，饮食有节，建议适量食用牛肉、鱼肉、海参补充优质蛋白，进食莲藕、黑木耳、核桃、豆制品补充神经修复活性物质。适当多喝水、多吃蔬菜和全麦制品，水果宜加温后再食用。体质虚弱的患者应忌食生冷寒凉性食物，如西瓜、苦瓜等。禁忌饮酒，饮酒可使化疗引起的周围神经病变恶化。

（五）生——化疗所致神经毒性的治疗目标

中医药治疗CIPN的目标是减轻患者的临床症状和周围神经损伤程度，缩短恢复时间，提高患者对化疗的耐受性及依从性，以保障患者顺利完成化疗周期，最终目标是延长生存期，提高生存质量。

四、化疗性静脉炎

化疗性静脉炎是静脉输注化疗药物后引起的一种静

脉炎症反应，主要由于化学因素、静脉受到机械损伤、静脉血管受到颗粒污染和物理因素、静脉留置针影响、患者自身因素等导致血管发生炎症。化疗药大多为细胞毒药物，毒性大、浓度高，对血管刺激大，部分化疗药需持续静脉泵入，加上周期性化疗，长期反复刺激血管内壁，极易引起化疗性静脉炎。中医诊治按照CACA指南策略即"评""扶""控""护"四步达到"双生"即延长生存时间、提高生存质量的目的。

（一）评——化疗性静脉炎的整合评估

中药可预防也可治疗化疗性静脉炎，早期评判及早期用药最为关键。中药外治是主要方法。

1.评病——化疗性静脉炎分级及中医适应证

（1）化疗性静脉炎的临床症状及分级

化疗当日或化疗后3~5天，在化疗静脉穿刺点上方约1 cm处有轻微疼痛或发红、肿胀，局部发热，并沿静脉走向出现条索状红线、深褐色色素沉着，静脉管壁弹性降低或消失，可触及条索状硬结，严重者穿刺处有脓液，伴有畏寒、发热等全身症状。

化疗性静脉炎分级目前国内尚无统一标准，参照美国静脉输液护理学会（INS）标准，分为5级。0级，无症状；Ⅰ级，输液部位颜色变红，伴或不伴有疼痛症状；Ⅱ级，输液部位疼痛，伴有颜色发红或水肿；Ⅲ级，输液部位疼痛，局部色红并水肿，按压静脉呈条索状改变；Ⅳ级，输液部位疼痛，局部色红并水肿，按压静脉呈条索状改变并能触及硬结，且长度大于2.5 cm，按压时流出脓液。

（1）化疗性静脉炎中医治疗适应范围

中医治疗适合无严重皮肤破溃、溃疡的化疗性静脉炎。有局部皮肤破溃应采用无菌换药方法处理，如有严重局部组织损伤或坏死，可请外科清创处理。

2.评因——化疗性静脉炎中医病因病机

化疗药物多为辛热之品，入脉后转化为火热毒邪，炼液成痰，导致气血运行不畅，加之药物刺激以及反复穿刺等原因，瘀阻血脉，发为本病。

本病病因主要为感受火热毒邪，病机是经脉受损，火热毒邪外犯，"热、毒、瘀"夹杂为病，阻滞脉络。因此，治法应以清热解毒、活血化瘀、消肿散结为法。

3.评证——化疗性静脉炎的辨证分型

化疗性静脉炎主要以清、通为基本治则。临床根据患者症状，辨明侧重热毒郁结或气滞血瘀，以选择清热解毒或化瘀通脉为主的药物治疗。

"热、毒、瘀"导致血脉不通是化疗性静脉炎关键病机，临床根据患者证候，用药以清热解毒或活血化瘀立法。

（1）热毒郁结证

临床表现：给药静脉皮肤红肿、疼痛、触痛，局部发热。舌红，苔黄，脉数。

（2）气滞血瘀证

临床表现：给药静脉变硬、触之条索感，局部疼痛、触痛。舌质紫暗或见瘀斑，脉涩。

（二）扶——化疗性静脉炎的控症治疗

当发现化疗药外渗及时局部封闭配合中药外敷是有效治疗手段，可降低化疗性静脉炎发生率，延缓发展进程，减轻发生程度，改善血管损伤。局部封闭常用利多卡因注射液、地塞米松注射液。

化疗药物外渗后要立即停止输注，局部肢体制动，用注射器尽量回抽残留药物，更换输液器输入生理盐水，嘱抬高患肢，局部间断冷敷或冰敷，时间为 24 h 左右，之后改热敷。药物封闭注射可减轻或阻止液体和药物外渗及疼痛。

（三）控——化疗性静脉炎的中医治疗

化疗性静脉炎以中药外治为主，目的主要是消肿止痛、通利血脉。

1.热毒郁结证

治则治法：清热解毒、消肿止痛

主方：中成药如意金黄散

用法：将如意金黄散用白醋或黄酒调和后外敷患处，上覆无菌纱布，每次40~60分钟，每天2次，1周为1个疗程。建议出现药物外渗时立即用药。

2.气滞血瘀证

治则治法：活血通脉、行气散结

主方：中成药六神丸或新癀片外敷

用法：将20粒六神丸或10片新癀片研末，芝麻油调敷患处，每次30分钟，每天2次，1周为1个疗程。

（四）护——化疗性静脉炎的调护

临床除了通过降低血管壁机械损伤、提高输液效率、改善留置针使用方法、改善化疗药对血管伤害等对静脉血管进行防护外，还要注意环境、饮食、心理方面中医调护。改善患者治疗环境和条件，控制药物输注温度。化疗期间鼓励患者少食多餐，饮食宜清淡、温热、少而精、易消化，避免寒凉、辛辣等刺激性食物。

（五）生——化疗性静脉炎的治疗目标

中医药作为化疗性静脉炎重要治疗手段之一，可有效降低化疗性静脉炎发生率、减轻症状、缩短康复时间，保障患者顺利完成化疗，最终延长生存时间，提高生存质量。

五、放射性皮炎

放射性皮炎（radiation dermatitis，RD）是放疗过程中最常见并发症，主要表现为皮肤干燥、粗糙、红斑、肿胀、烧灼感、痛痒感、色素沉着、干性脱皮、毛发脱落，甚至水疱、湿性脱皮、皮肤溃破、出血坏死及皮肤萎缩等，严重RD甚至会迫使放疗中断或延长治疗时间，从而降低瘤控率，且明显降低患者生活质量。RD治疗并无统一标准，以外用药物为主，配合日常护理。西医治疗以化学药品外涂为主，如比亚芬、激素乳膏、重组人表皮生长因子等。中医诊治按CACA指南策略即"评""扶""控""护"四步达到"双生"即延长生存时间、提高生存质量的目的。

（一）评——放射性皮炎的整合评估

评估目的是明确中医治疗的适应证以及中医分型。

通常中医治疗适合轻中度（RTOG分级为1-3级）放射性皮炎患者，对于重度（RTOG分级为4级）患者，不适宜中医治疗。

1.评病——RD分级及中医适应证

（1）RD分级标准

按CACA指南放射性皮炎分级：

0级 无症状或轻症，无须治疗

1级 水疱，淡红斑，毛发脱落，干性脱皮，出汗减少

2级 皮肤触痛，明显红斑，片状湿性脱皮，中度水肿

3级 除皮肤皱褶处之外的融合性湿性脱皮，重度水肿

4级 溃疡，出血，坏死

（2）RD诊断要点

根据病史、临床表现诊断放射性皮炎，诊断要点包括：①病史：恶性肿瘤病史，正在接受或近半年接受过放射治疗；②症状：经放射线照射的皮肤出现以下症状，包括：肿胀疼痛、水疱、脱屑脱皮、瘙痒，甚至出现溃疡和皮肤坏死。

2.评因——RD中医病因病机

中医认为，放射线属"火毒"，"毒损脉络"是关键病机。火热毒邪侵袭人体，致使经络不通，血肉腐败，导致RD的发生。RD早期以邪实为主，持续日久可致人体正气受损，以致虚实夹杂，病情缠绵难愈。

3.评证——RD的辨证分型

（1）辨证分型

a.火毒伤络证

临床表现：皮损表现以红肿为主，局部灼热疼痛，或伴水疱，舌红苔黄，脉数。

b.阴虚内热证

临床表现：皮损以瘙痒为主，伴脱屑、皮肤干燥，甚至出现皮肤溃疡或坏死，反复发作，缠绵不愈，舌红苔少或无苔，脉细数。

（二）扶——放射性皮炎的控症治疗

RD可以中医治疗，但现代医学处理还是必需的，如配合使用比亚芬、氢化可的松、康复新液等外用药，以及局部氧疗、激光治疗等物理方法。对反复发作严重皮肤溃疡，若一般状况良好，还可使用外科手术治疗。

（三）控——放射性皮炎的中医治疗

该病更适宜中药外治。

1.中医外治

中药外涂：中药治疗RD各地都有较为有效方剂，均可采用。中成药京万红软膏和湿润烫伤膏临床应用方便有效。

（1）中药外涂方

适用人群：治疗放疗引起的皮炎患者。

药物组成：麦冬30 g，生地30 g，玄参15 g，金银花10 g，连翘15 g，淡竹叶15 g，紫草6 g，赤芍10 g，白芷10 g，白芍15 g，花蕊石6 g，炙甘草10 g，红花15 g。

具体用法：以上药品制成中药颗粒，每日睡前取颗粒中药1剂，加入适量香油浸泡1小时，调成糊状，置于纱布上，厚度为1~2 mm，备用。外敷前用温水清洁放疗皮损部位皮肤并用毛巾吸干残余水分，将纱布固定于皮损处，外敷1小时，然后用温水将皮肤洗净，每日1次，连续使用14天。

（2）预防RD中药外涂方

适用人群：预防放疗引起的皮炎患者。

药物组成：生黄芪、当归、红花、紫草、生大黄各250 g，用市售5.5 L橄榄油慢火煎熬过滤成5.0 L暗红色油状液体，分装至60 mL聚酯塑料瓶中备用。

具体用法：在放疗开始当天，使用无菌棉签蘸取少许药油，均匀涂抹于接受照射部位及超出放射野范围1 cm处，每天2次，早晚各一次，每次涂抹两遍。

2.中医内治

以清热解毒通络、滋阴养血生肌为原则，根据患者体质差异，辨证论治，选用下方进行局部治疗：

（1）热毒炽盛证

治则治法：清热解毒，活血消肿

推荐方药：凉血活血解毒汤

药物组成：紫草、白扁豆、玉竹、黄芩、桑叶、天花粉、赤芍各10 g，金银花、女贞子、麦冬各15 g，大黄、生甘草各5 g。

随证加减：合并气虚，加太子参或党参；合并热毒炽盛，加黄连、黄芩。

（2）阴虚内热证

治则治法：清热解毒，养阴生津

推荐方药：竹叶石膏汤

药物组成：生石膏30 g，金银花30 g，芦根20 g，麦冬15 g，南沙参15 g，玄参15 g，丹皮12 g，白及10 g，连翘10 g，淡竹叶10 g。

随证加减：合并热毒盛，加黄芩、黄连、栀子；合并血热瘀滞，加红花、桃仁、赤芍、天冬、当归。

（四）护——放射性皮炎的调护

放疗期间保持放射野皮肤清洁干燥，可用温和肥皂水和清水局部清洗，避免在皮肤褶皱处用粉类制剂；穿宽松棉质的衣物，避免温度过高的水、碱性物质、碘伏、化妆水、香水、含乙醇消毒剂等刺激皮肤；避免抓挠、冷热敷、阳光直射等各种理化刺激；放射野皮肤干燥、脱皮时，任其自然脱落，不可暴力撕脱；放疗结束时，放射野皮肤接受射线量最高，皮肤受损重，应继续保护局部皮肤至少一个月。饮食应尽量以清淡为主，可多吃富含膳食纤维和高蛋白的食物，同时应避免辛辣刺激的食物，如辣椒、芥末等。

（五）生——放射性皮炎的治疗目标

针对RD，强调治疗和护理结合，中医药作为RD治疗过程中重要组成部分，能缓解疼痛，提高患者对放疗的依从性，保障完成放疗，最终是与其他疗法整合行动，共同延长生存时间，提高生活质量。

六、放射性直肠炎

放射性直肠炎（radiation proctitis，RP）是指因盆腔恶性肿瘤如宫颈癌、子宫内膜癌、卵巢癌、前列腺癌、直肠癌、膀胱癌等患者接受放疗后引起的直肠放射性损伤。RP症状迁延反复，易出现晚期严重并发症，如消化道大出血、穿孔、梗阻、肠瘘等，临床诊治难度大，患者生活质量受严重影响。RP常规治疗方法以收敛、解痉、消炎、保护肠黏膜、促进损伤修复和止血为主。中医诊治按CACA指南策略即"评""扶""控""护"四步达到"双生"即延长生存时间、提高生存质量的目的。

（一）评——放射性直肠炎的整合评估

评估目的是明确中医治疗适应证以及中医分型。通常中医治疗适合Ⅰ-Ⅲ级RP患者，对Ⅳ级RP患者，不适宜中医治疗。

1.评病——RP分级及中医治疗适应证

（1）RP的分级

根据CACA指南急性放射损伤分4级。

Ⅰ级：大便次数增多或大便习惯改变，无须用药，直肠不适，无须止痛治疗。

Ⅱ级：腹泻，需用抗交感神经药，黏液分泌增多，无需卫生垫，腹部疼痛，需止痛药。

Ⅲ级：腹泻，需肠胃外支持，重度黏液或血性分泌物增多，需卫生垫，腹部膨胀（腹部X线片显示肠管扩张）。

Ⅳ级：急性或亚急性肠梗阻肠扭转肠瘘或穿孔。

（2）RP诊断要点

根据既往治疗史，结合临床表现和有关检查，可确定病变性质和部位，即可明确诊断。RP诊断要点包括：①病史：既往曾行腹部放射性治疗；②症状：主要表现为排便困难，大便变细或排便频繁、稀便、便血、大便时坠痛等；③主要辅助检查（肠镜检查）：急性放射性直肠炎表现为黏膜充血、水肿；慢性放射性直肠炎表现为直肠黏膜发白增厚，血管纹理消失、紊乱及新生的毛细血管形成，严重者可出现直肠狭窄、溃疡、瘘管、穿孔形成；④其他辅助检查：血常规、大便常规、便潜血、直肠指诊、X线造影等检查。

（3）RP中医治疗适应证

中医治疗适合轻中度急慢性RP，即Ⅰ-Ⅲ级。对继发腹腔感染、电解质紊乱的不适宜中医治疗。对出现瘘管及穿孔发生的患者，应及时转入外科治疗。

（4）RP鉴别诊断

RP可与溃疡性结肠炎，伪膜性肠炎，急性缺血性肠炎及各种原因引起的排便困难、大便性状改变的肠炎相鉴别。

2.评因——RP中医病因病机

中医认为放射线属"火毒"，放射性肠炎是肌表皮肤受"火毒"灼烧而受损甚至溃破，疾病前期多表现为阳热性质，日久阳热蒸灼，肠道津液亏少出现一系列腹痛、腹泻甚至迫血妄行。"热盛伤津"是本病关键病机。

3.评证——RP辨证分型

（1）辨证分型

"热盛伤津"是RP关键病机，依据其临床表现辨明"虚实"，可分为热盛、阴伤两种。辨证为热毒伤络证和阴虚津亏证。

a.热毒伤络证

主症：大便脓血，肛门灼热。

次症：腹痛，尿痛等。舌红、苔黄，脉滑数。

b.阴虚津亏证

主症：腹泻，偶有便血，血量较少。

次症：口干咽燥，五心烦热等。舌红、少苔或无苔，脉细数。

（二）扶——放射性直肠炎的控症治疗

RP目前缺乏标准治疗策略及流程，临床大致分为非手术治疗和手术治疗两大类，非手术治疗包括以硫糖铝、类固醇激素、短链脂肪酸、甲硝唑、美沙拉嗪、洛哌丁胺、益生菌等药物口服或保留灌肠，以及营养支持、心理疏导、内镜治疗和高压氧治疗。手术治疗包括急诊手术和择期手术，放疗导致急性肠穿孔、消化道大出血、绞窄性肠梗阻需急诊手术，粪便转流、病变肠管切除吻合、瘘口修补可行择期手术。

（三）控——放射性直肠炎的中医治疗

本病更适合中医外治灌肠治疗。

1.中医外治

中药灌肠：Ⅱ-Ⅲ级RP可治疗。

（1）热毒伤络证

适用人群：治疗放疗后放射性直肠炎热毒伤络证患者。

药物组成：黄连20 g，黄芩20 g，白头翁25 g，三七粉3 g（或云南白药胶囊3粒）。

具体用法：每剂煎煮 30 分钟，煎至 100~150 mL，加热至 37~39℃，倒入一次性灌肠器，1 次/天，1 周为 1 个疗程，连续使用 2 个疗程。

（2）阴虚津亏证

适用人群：治疗放疗后放射性直肠炎阴虚津亏证患者。

药物组成：黄芩 20 g，黄连 6 g，败酱草 30 g，玄参 20 g，葛根 20 g，生地榆 30 g，槐花 20 g，乌梅 20 g。或加亮菌口服液 30 mL。

具体用法：同上。

2.中医内治

临床上依据患者体质、症状首先评估患者属于热盛或阴亏，选用以下方药口服。可参与Ⅰ-Ⅲ级 RP 治疗。

（1）热毒伤络证

治法治则：清热解毒，凉血止血

推荐方药：葛根芩连汤加减

药物组成：葛根 20 g，黄芩 20 g，黄连 5 g，甘草 10 g，沙参 20 g，侧柏叶 15 g。

随证加减：肛门灼热较甚加马齿苋、苦参。便血量多色鲜红加地榆炭、槐花炭。

（2）阴虚津亏证

治法治则：滋阴生津

推荐方药：六味地黄丸加减

药物组成：生地黄 20 g，山萸肉 20 g，山药 30 g，茯苓 15 g，牡丹皮 15 g，玄参 15 g。

随证加减：排便次数多加诃子、乌梅、桑枝。疼痛明显加白芍、甘草。

（四）护——放射性直肠炎的调护

对有营养风险者，常规指导宜食用和避免的某些食物外，强调食物卫生，避免肠道感染；指导患者补充营养，如适当增加谷氨酰胺、益生菌和维生素摄入。

慢性放射性直肠炎易反复、迁延，病人常焦虑、恐惧甚至绝望，严重影响疾病治疗和身体康复。事先向患者介绍放射性直肠炎发病机制和治疗知识，说明本病是放疗常见并发症，局部疗效好，消除其恐惧、焦虑等不良情绪。

（五）生——放射性直肠炎的治疗目标

遵循"急则治其标"原则，充分发挥中医优势，利用多种治疗手段，以改善患者临床症状，提高临床治愈率以减少转变为重度放射性肠炎可能。中医药作为放射性直肠炎治疗中的一环，可起补充作用。与西医疗法整合应用不仅可延长生存时间，还可提高生活质量。

七、骨髓抑制

骨髓抑制是控瘤治疗引起的血液学毒性，化疗所致最常见，放疗、靶向及免疫治疗亦可引起，表现为外周血细胞数量减少，包括中性粒细胞、血小板减少和血红蛋白降低（贫血）。骨髓抑制影响治疗进程、生活质量甚至缩短患者生存期，中医诊疗按照CACA指南策略即"评""扶""控""护"四步达到"双生"即延长生存时间、提高生存质量的目的。

（一）评——骨髓抑制的整合评估

中医治疗的适应证范围：单纯中医内治，适用Ⅰ-Ⅱ级中性粒细胞减少、Ⅰ级贫血、Ⅰ级血小板减少；其余分级需联合西医治疗。中医外治可辨证选用。

1.评病——骨髓抑制分级标准

类别	1级	2级	3级	4级
中性粒细胞 （×10⁹/L）	1.5-<2.0	1.0-<1.5	0.5-<1.0	<0.5
血红蛋白 （g/L）	正常值下限-100	80-<100	<80	危及生命，需要紧急治疗
血小板 （×10⁹/L）	75—<100	50-<75	25-<50	<25

2.评因——骨髓抑制中医病因病机

放化疗引起骨髓抑制的病机特点主要为气血虚损。药毒作用于机体一则损伤脾胃，脾失健运，气血生化无源，导致气血亏虚；二则直伤骨髓，耗伤肾精，精不养髓，髓不化血，致阴阳两虚。总之，骨髓抑制病位在脾肾，也与心、肝等脏腑相关，主要表现为脾肾不足，气血亏虚。

3.评证——骨髓抑制辨证分型

基于药毒损伤，"气血亏虚，脾肾不足"的病机，根据血常规检测和临床表现，分证如下。

（1）气血两虚证：神疲乏力，失眠，头晕，心悸，气短，面色少华，爪甲苍白，纳少，腹胀，便溏。舌质淡，苔薄白或白腻，脉沉细无力。

（2）肝肾阴虚证：头晕耳鸣，五心烦热，腰膝酸软，潮热盗汗，咽干，口干不欲饮，失眠多梦，便秘。舌红，少苔或无苔，脉细数。

（3）脾肾阳虚证：畏寒肢冷，小便清长，面色㿠白，头晕目眩，乏力，纳差，腰膝冷痛，大便溏，甚则下利清谷，面肢浮肿。舌质淡，舌体胖有齿痕，脉沉细。

（二）扶——骨髓抑制的控症治疗

治疗目的是减轻骨髓抑制程度、缩短持续时间及消除骨髓抑制，减少对控瘤治疗的干扰，提高抗肿瘤治疗完成率，改善症状或体征，提高生活质量，预防各类风险发生。

（三）控——骨髓抑制的中医治疗

1.中医内治

（1）治疗目标：对控瘤药物治疗后骨髓抑制，中医治疗目标一是保护骨髓功能，减轻或消除骨髓抑制，二是改善症状或体征，提高生活质量。

（2）治疗原则：益气养血，健脾益肾。

（3）辨证论治

a.气血两虚证

治法治则：补益气血

推荐方药：归脾汤或十全大补汤加减（或中成药艾愈胶囊）

药物组成：归脾汤由党参 8 g，黄芪 8 g，当归 16 g，白术 16 g，茯神 16 g，龙眼肉 16 g，酸枣仁 4 g，炙甘草 4 g，远志 16 g，木香 4 g，大枣 4 g组成。十全大补汤由人参 10 g，茯苓 10 g，白术 10 g，炙甘草 5 g，川芎 5 g，当归10 g，白芍10 g，熟地黄10 g，黄芪10 g，肉桂3 g组成。

b.肝肾阴虚证

治法治则：滋补肝肾，滋养阴血

推荐方药：左归丸加减

药物组成：熟地黄24 g，菟丝子12 g，牛膝9 g，龟甲胶12 g，鹿角胶12 g，山药12 g，山茱萸12 g，枸杞子12 g。

c.脾肾阳虚证

治法治则：温补脾肾，助阳益髓

推荐方药：右归丸加减

药物组成：熟地黄24 g，附子6 g，肉桂6 g，山药6 g，山茱萸9 g，菟丝子6 g，鹿角胶6 g，枸杞子6 g，当归9 g，杜仲6 g。

2.中医外治（适合控瘤治疗结束后表现的慢性的、持续性的骨髓抑制）

（1）灸法：艾条灸体表的腧穴，借灸火的温和热力以及药物的作用，通过经络的传导，起到温通气血、扶正祛邪的功效，改善骨髓抑制、预防保健。

常选穴位：足三里、关元、大椎。

（2）针刺：用毫针等，加上一定操作手法，通过经络、腧穴的传导，起到温阳驱寒、调和气血等作用，调节抗肿瘤药物所致骨髓抑制，尤其是常规针刺治疗白细胞计数效果明显。

常选穴位：足三里、三阴交、合谷。

（四）护——骨髓抑制的调护

控瘤治疗后出现骨髓抑制，患者常较焦躁，甚至出现肝郁气滞等情况，要及时给予心理疏导，例如劝说开导法、移情易性法、暗示解惑法、顺情从欲法、以情胜情法等，后三种旨在调神治神。

平衡膳食，蛋白质、脂肪、淀粉、维生素、矿物质及微量元素等应合理搭配。不过分强调食物的效用，忽略饮食结构的合理性。

（五）生——骨髓抑制的治疗目标

骨髓抑制是化疗后常见毒副作用，中医采用健脾、养血、补肾等方法，改善骨髓抑制，提高治疗完成率，提升自身免疫力，最终改善患者生存质量，延长生存时间。

八、口腔黏膜炎

放化疗性口腔黏膜炎（radiotherapy and chemotherapy-induced oral mucositis，RCIOM）是放疗和化疗过程中常见副反应之一，常见于口腔癌、口咽癌、鼻咽癌和下咽或喉癌接受放化疗的患者。主要表现为口腔黏膜充血、水肿、口干、疼痛等，随着治疗进行，口腔疼痛感可加重，并出现进食受限，严重时可进食困难，甚至体重下降，常需控症治疗和营养支持。目前西医治疗包括含漱液、抗生素、止疼药、生物制剂等。中医诊治按照CACA指南策略即"评""扶""控""护"四步达到"双生"即延长生存时间、提高生存质量的目的。

（一）评——口腔黏膜炎的整合评估

中医治疗适于放化疗治疗期间出现口腔黏膜炎患者，以轻中度为主，对出现口腔感染、出血的严重口腔黏膜炎患者，则需联合抗感染治疗。

1.评病——RCIOM分级

（1）RCIOM分级标准

1级 无症状或轻症，无须治疗

2级 中度疼痛，不影响经口进食，需要调整饮食

3级 重度疼痛，影响经口进食

4级 危及生命，需要紧急治疗

5级 死亡

（2）RCIOM诊断要点

根据病史、临床表现诊断放化疗性口腔黏膜炎，诊断要点包括：①病史：恶性肿瘤病史，正在接受或既往接受过放疗或化疗；②症状：主要包括：口腔黏膜充血、水肿、口干、疼痛等。随着放射剂量增加，口腔疼痛可进行性加重，并出现口腔溃疡，疼痛剧烈、进食受限等。

2.评因——RCIOM中医病因病机

（1）中医病因病机

火热毒邪侵袭人体，灼伤津液，伤阴耗气，炎火上行，熏蒸口舌，致使出现口腔黏膜充血、口干、疼痛等症状，因此"热毒伤阴"是基本病机。

本病位在"心、肺、肾"，火热毒邪蓄积日久，可进一步伤及人体阴津，以致虚实夹杂，因此本病早期以"邪实"为主，后期以"正虚"为主。

3.评证——RCIOM辨证分型

根据临床表现及中医八纲辨证，可将证候分为实热证和虚热证两大类。

（1）实热证

临床表现：口腔黏膜充血、水肿、伴有疼痛、灼热感。舌红苔黄或无苔，脉数。

（2）虚热证

临床表现：反复发作口腔黏膜溃疡，溃疡面颜色发白，口腔干燥，伴有疼痛。舌红苔黄或无苔，脉数。

（二）扶——口腔黏膜炎的控症治疗

轻度采用漱口液含漱，中重度需用抗菌药物、激素、生物制剂等。

（三）控——口腔黏膜炎的中医治疗

1.中医内治

以清热养阴为指导原则，根据临床体质及具体表现进行辨证论治，选用下药内服：

（1）实火上燔证

治法治则：清热解毒凉血

推荐方药：黄连上清片

功能主治：清热泻火，解毒凉血。用于轻型复发性口腔溃疡心脾积热证，症见口腔黏膜反复溃疡，灼热疼痛，口渴，口臭，舌红苔黄。

用法疗程：口服，一次6片，一日2次。

（2）虚火上炎证

治法治则：滋阴清热

推荐方药：加味养阴清肺汤

药物组成：黄芩15 g，金银花15 g，麦冬15 g，生地15 g，玄参15 g，贝母15 g，丹皮15 g，白芍15 g，黄芪30 g，薄荷6 g，甘草6 g。

用法疗程：采用煎药机煎煮，以水1000 mL煎煮至400 mL，每日1剂，分2次饭后温服，1周为1个疗程。

（3）中成药

六神丸

功效：清凉解毒，消炎止痛。

组成：人工麝香、蟾酥、雄黄等6味。

适应证：用于烂喉丹痧，咽喉肿痛，喉风喉痈，单双乳蛾，小儿热疖，痈疡疔疮，乳痈发背，无名肿毒。

2.中医外治

（1）中药散剂

适用人群：治疗放化疗引起的口腔黏膜炎患者。

药物组成：中成药冰硼散。

具体用法：吹敷患处，每次少量，一日数次。

（2）中药含漱液

中药含漱液方

适用人群：治疗放化疗引起的口腔黏膜炎患者。

药物组成：生石膏15 g，生地黄10 g，牡丹皮15 g，连翘15 g，麦冬15 g，赤芍15 g，玄参15 g，生甘草6 g。

具体用法：水煎取药汁，每日频繁含漱，直至治疗结束。

（四）护——口腔黏膜炎的调护

注意口腔护理，三餐前后用温水进行漱口，做好口腔清洁，保持健康口腔环境，戒除烟、酒、槟榔等，避免对口腔造成不良刺激。进行全面口腔状况评估，及时处理口腔潜在危险因素，处理龋病、牙髓病、检查义齿、唾液腺分泌功能。

生活有规律，适当增加水分摄入，食用牛肉、鸡蛋等优质蛋白，多吃蔬菜水果补充维生素，禁止辛辣刺激性食物，如辣椒、白酒等，避免口腔黏膜伤害。

（五）生——口腔黏膜炎的治疗目标

中医药治疗RCIOM目标是减轻临床症状，减少疼痛、避免感染、促进愈合，提高对放化疗的耐受性及依从性，保障顺利完成治疗，最终延长生存期，提高生存质量。

九、心理损害

肿瘤相关心理损害是指由恶性肿瘤及相关因素引起的不良心理状态，包括心理上（认知、行为、情绪）、社会上和（或）灵性层面的不适，可影响患者有效应对恶性肿瘤、躯体症状和临床治疗。34%~44%的肿瘤患者有明显心理应激反应或心理损害，大部分都会出现心理痛苦，经历过短暂或轻度的焦虑和抑郁症状，部分患者会发展为焦虑障碍或抑郁障碍。患者的心理损害如不能得到及时恰当处理会影响治疗和康复，导致生活质量明显下降，躯体功能、心理功能和社会认知功能等明显降低。肿瘤患者心理损害的治疗方法有支持性心理治疗、认知疗法、行为心理治疗、集体心理治疗、家庭和婚姻心理治疗、药物治疗及中医情志疗法等。中医诊治按照CACA指南策略即"评""扶""控""护"四步达到"双生"即延长生存时间、提高生存质量的目的。

（一）评——心理损害的整合评估

1.评病——现代医学对心理损害的评估筛查方法

为恶性肿瘤患者提供诊疗的医护人员应保证所有恶性肿瘤患者在病程的关键时刻能接受系统心理评估。评估应在患者首次就诊时完成，并且间隔一段时间后要及时重新评估，尤其当疾病状况发生变化（如疾病复发、进展或出现治疗相关反应）时应再次评估。

目前，临床上肿瘤患者心理损害的评估、筛查工具主要分为躯体症状痛苦评估、心理社会问题评估、痛苦来源评估三大类，详见本指南《心理治疗》章节。

2.评因——心理损害的中医病因病机

肿瘤相关心理损害，中医多归于"郁证"范畴，其病因病机主要为情志致病，情志异常，伤及五脏，加之肿瘤发病过程中脏腑功能失调，最终导致气机郁滞，脏腑功能失调而发病。

3.评证——心理损害的辨证分型

结合肿瘤患者心理损害的常见症状及中医学脏腑辨证基本原则，中医辨证分为以下几种：

（1）肝郁气滞证

临床表现：情绪低落，心烦急躁、易怒，善太息或者嗳气，胸胁胀满疼痛，失眠、多梦，纳食差，舌质红，苔薄白，脉弦。

（2）肝郁脾虚证

临床表现：情志抑郁，两胁作痛，神疲食少，或月经不调，乳房胀痛，舌质淡红，苔白稍腻，脉弦而虚。

（3）心脾两虚证

临床表现：情绪低落，善悲欲哭，气短、声低，动则自汗，胸闷、心悸，失眠、健忘，纳差，舌质淡，苔薄白，脉细弱。

（4）痰瘀互结证

临床表现：情志抑郁，局部刺痛，胸闷痰多，失眠多梦，舌质紫暗或有瘀斑，苔厚腻，脉滑或涩。

（5）气滞血瘀证

临床表现：情志抑郁，局部痛如针刺，干呕，心悸失眠，入暮潮热，舌质暗红或有瘀斑、瘀点，脉弦涩或紧。

（6）痰湿困脾证

临床表现：情绪低落、抑郁，头身困重，痰涎壅盛，胸胁满闷，口中黏腻，食欲不振，大便黏腻，舌质淡，苔白腻，脉弦滑。

（二）扶——心理损害的控症治疗

积极、规范地治疗原发肿瘤疾病，控制或延缓肿瘤病情。主要包括非药物治疗和药物治疗。非药物治疗：主要包括认知行为治疗、支持性心理治疗、行为心理治疗、集体心理治疗、家庭和婚姻心理治疗、中医情志疗法等。药物治疗：当非药物治疗手段无法解决肿瘤患者的心理损害时，可加用西药治疗。药物治疗时需充分考虑到肿瘤治疗和肿瘤所在部位功能的有害影响，药物的起始剂量要低、加量宜缓慢、维持剂量宜低。常用的药物有选择性5-羟色胺再摄取抑制剂、三环类药物、苯二氮䓬类药物、五羟色胺-去甲肾上腺素再摄取抑制、单胺氧化酶抑制剂等。

（三）控——心理损害的中医治疗

1.中药汤剂

（1）肝气郁结证

治则：疏肝解郁，行气消滞

推荐方剂：柴胡疏肝散加减

药物组成：陈皮15 g，柴胡15 g，川芎15 g，香附15 g，麸炒枳壳10 g，白芍15 g，甘草6 g。

用法疗程：采用煎药机煎煮，以水1000 mL煎煮至400 mL，每日1剂，分2次饭后温服，1周为1个疗程，连续使用2个疗程。

（2）肝郁脾虚证

治则：疏肝解郁，养血理脾

推荐方剂：逍遥散加减

药物组成：柴胡15 g，白芍15 g，当归15 g，茯苓15 g，白术15 g，薄荷5 g。

用法疗程：采用煎药机煎煮，以水1000 mL煎煮至

400 mL，每日1剂，分2次饭后温服，1周为1个疗程，连续使用2个疗程。

（3）心脾两虚证

治则：益气补血，健脾养心

推荐方剂：归脾汤加减

药物组成：白术15 g，当归15 g，黄芪20 g，茯苓15 g，远志15 g，酸枣仁20 g，龙眼肉15 g，人参6 g，木香15 g，大枣5枚，甘草6 g。

用法疗程：采用煎药机煎煮，以水1000 mL煎煮至400 mL，每日1剂，分2次饭后温服，1周为1个疗程，连续使用2个疗程。

（4）痰瘀互结证

治则：行气活血，化痰散结

推荐方剂：桃红四物汤合二陈汤加减

药物组成：桃仁15 g，红花10 g，熟地15 g，当归15 g，赤芍10 g，川芎15 g，法半夏15 g，陈皮15 g，茯苓15 g，甘草6 g。

用法疗程：采用煎药机煎煮，以水1000 mL煎煮至400 mL，每日1剂，分2次饭后温服，1周为1个疗程，连续使用2个疗程。

（5）气滞血瘀证

治则：活血化瘀，行气消郁

推荐方剂：血府逐瘀汤加减

药物组成：桃仁15 g，红花9 g，赤芍15 g，当归15 g，生地15 g，牛膝15 g，川芎15 g，桔梗10 g，麸炒枳壳15 g，柴胡6 g，甘草6 g。

用法疗程：采用煎药机煎煮，以水1000 mL煎煮至400 mL，每日1剂，分2次饭后温服，1周为1个疗程，连续使用2个疗程。

（6）痰湿困脾证

治则：燥湿豁痰，行气开郁

推荐方剂：菖郁导痰汤加减

药物组成：制半夏15 g，陈皮15 g，茯苓15 g，麸炒枳实15 g，胆南星10 g，石菖蒲15 g，郁金10 g，甘草6 g。

用法疗程：采用煎药机煎煮，以水1000 mL煎煮至400 mL，每日1剂，分2次饭后温服，1周为1个疗程，连续使用2个疗程。

2.中成药

（1）逍遥丸

功效：疏肝健脾，养血调经

组成：柴胡、当归、白芍、炒白术、茯苓、炙甘草、薄荷、生姜

适应证：用于肝郁脾虚所致的郁闷不舒、胸胁胀痛、头晕目眩、食欲减退、月经不调。

（2）酸枣仁糖浆

功效：清热泻火，养血安神

组成：酸枣仁、知母、茯苓、川芎、甘草。辅料为：蔗糖、苯甲酸钠。

适应证：用于虚烦不眠，心悸不宁，头目眩晕。

3.针刺疗法

针刺有良好的调神、解郁、助眠作用，临床上不论何证，均可选用以下穴位。

主穴：内关、翳风、合谷、太冲、神门、四神聪、百会

配穴：疲倦乏力严重加足三里；记忆力严重减退加印堂；眠差加三阴交。

针刺方法：见改善症状的针灸相关技术。

4.耳穴技术

取穴：心、肾、肝、神门、皮质下、内分泌。

操作方法：常规消毒，左手手指托持耳郭，右手用

镊子夹取王不留行籽贴压于所选穴位。嘱患者每日揉按3~5次，每次3~5分钟，晨起及睡前必按。每次揉按以酸、麻、胀、痛、热感为宜。

（四）护——心理的损害调护

中医心理疏导方法包括静心安神、言语开导、移情易性、顺情从欲和以情胜情等治法。向患者详细讲解肿瘤的相关知识，纠正误区，消除其紧张、恐惧等消极心理，帮助树立治疗及控制肿瘤的信心。同时辨证选取中医五行音乐干预，转移情志，保持良好心态。

专业人员教授或嘱患者自学太极拳、八段锦、气功等传统健身术调节心理及情志。太极拳通过全身运动平衡阴阳，每天锻炼1小时，每周3天。八段锦以形体活动结合呼吸运动，每天锻炼30分钟，每周5天。气功由形体动作、呼吸练习、冥想组成，每天30分钟，每周5天。

（五）生——心理损害的治疗目标

以肿瘤患者常见症状管理和人文关怀为核心，预防和减轻患者焦虑、抑郁、谵妄等精神障碍，改善疼痛、失眠、疲乏、恶心呕吐和厌食等功能障碍，提高患者治疗依从性，最终提高生存质量，延长生存期。

第二章

肿瘤靶向和免疫治疗
并发症的中医治疗

随着对肿瘤驱动基因的深入研究和对免疫逃逸在肿瘤治疗中的不断探索，靶向治疗和免疫治疗时代已经来临，从而使肿瘤治疗跨入了大整合时代。日新月异的科技与以人为本的理念相整合，给肿瘤治疗带来了新希望。同时，靶向治疗和免疫治疗也出现诸多不良反应，也为中医药学研究提供了新方向。目前对靶向治疗出现的皮肤损害中药有较高循证医学疗效，免疫检查点抑制剂（immune checkpoint inhibitor，ICIs）介导的脏器损害的中医保护目前也处于探索阶段。

一、皮疹

靶向药物、ICIs可引起多系统不良反应，其中皮肤毒性最为常见，靶向药物皮肤不良反应可表现为痤疮样皮疹、手足皮肤反应、干燥、瘙痒、甲沟炎等，ICIs相关皮肤不良反应以斑丘疹、瘙痒、白癜风及反应性毛细血管增生症多见，少见严重不良反应表现为中毒性表皮坏死松解症、伴嗜酸性粒细胞增多和系统症状的药疹等。皮肤毒性虽少有危及生命，但不适症状常影响日常活动，影响生活质量甚至导致治疗中断，从而影响控瘤疗效。中医诊治按照CACA指南策略即"评""扶""控""护"四步达到"双生"即延长生存时间、提高生存质量的目的。

（一）评——皮疹的整合评估

中医治疗适用于在抗肿瘤靶向治疗或免疫治疗期间出现皮肤毒性的患者，根据皮疹程度及全身情况选择是否联合糖皮质激素治疗。

1.评病——皮疹的分级

（1）靶向药物、免疫治疗相关皮疹分级标准

目前应用较广的皮肤不良反应分级标准为美国国家癌症研究所（NCI）制定的常见不良反应事件评价标准（CTCAE）5.0版本。

1级：丘疹和/或脓疱覆盖<10%体表面积（body surface area，BSA），伴或不伴瘙痒和触痛。

2级：丘疹和/或脓疱覆盖10%~30% BSA，伴或不伴瘙痒和触痛；伴心理影响；日常生活中工具使用受限；丘疹和/或脓疱覆盖>30% BSA，伴或不伴轻度症状。

3级：丘疹和/或脓疱覆盖>30% BSA伴中度或重度症状；生活自理受限；伴局部超感染，需要局部抗生素治疗。

4级：威胁生命；丘疹和/或脓疱累及任意体表范围，伴或不伴有瘙痒或触痛，与广泛超感染有关，需要

静脉抗生素治疗。

5级：死亡。

（2）靶向药物、免疫治疗相关皮疹的诊断要点

诊断需综合考虑表皮生长因子受体-小分子酪氨酸激酶抑制剂（EGFR-TKI）类药物服用史或ICIs的治疗史以及相关皮肤损害临床表现，需要完善皮肤（包括黏膜）检查，排除其他致病因素，若出现斑丘疹/皮疹类表现，需询问有无过敏性皮肤疾病史。

诊断要点包括：①病史：发疹前有用药史。②症状：EGFR抑制剂相关皮肤毒性多表现为丘疹脓疱样皮疹，好发于头面部、颈部、前胸及后背等处，常伴有明显的皮肤瘙痒、疼痛。皮疹多在服药后1~2周出现，服药3~4周时达到高峰。此类皮疹常伴有瘙痒、皮肤干燥和甲沟炎或指甲改变。ICIs相关皮肤毒性最常见的表现是斑丘疹，皮损通常在治疗3~6周后出现，呈剂量依赖性，随治疗周期增加而加重。患者可出现非特异性麻疹样红斑和丘疹，主要发生在躯干和四肢，面部很少受累。③体征：皮疹主要分布于躯干、面部、颈部和头皮，多以头面部为重，且皮疹多较密集、体积大，四肢则分布较散在。④辅助评估检查：血清变应原特异性

IgE检测，皮损局部的微生物病原检测，血常规、C-反应蛋白评估有无全身感染征象。⑤综合临床评估：包括Skindex-29量表、DLQI量表、FACT-EGFRI-18等，可有助于明确诊断。

2.评因——皮疹的中医病因病机

皮疹属中医学"药毒疹"范畴，现代医家认为靶向药物属"风邪""热邪"之毒，肿瘤患者受风热之邪，热邪犯肺，外合皮毛而成痤疮，若素有湿邪内阻，则出现湿热蕴肺的表现，皮疹呈脓疱样。故认为"风""湿""热"是发生皮疹者的主要致病因素。病程后期主要表现为干燥，属中医"燥证"范畴。后期以皮肤干燥、脱屑为主要表现，伴有大便干结、口鼻眼干涩、舌红绛，无苔或少苔，脉细等，兼具内燥、外燥、上燥、下燥的表现。

3.评证——皮疹的辨证分型

中医药在预防和治疗靶向药相关皮疹方面可发挥重要作用，已纳入《EGFR-TKI不良反应管理专家共识》，并在临床中广泛应用。遵从传统中医理论，结合临床表现，认为靶向药物致皮肤不良反应随着用药的累积，具有一定分期规律。初期表现为风热证，中期湿热证，后期为阴虚血燥证。治疗以清热解毒，祛风利湿止痒为大法。后期皮肤干燥属中医"燥证"的范畴，治疗上当以润燥为先，加以养血活血。

（1）风热证

临床表现：针头至粟米大小淡红色丘疹为主，分布于颜面、鼻唇、颈项、胸背周围，此起彼伏，面色潮红、口干。瘙痒明显，微触痛，自觉干燥，皮色红或不变。舌红苔薄黄，脉浮数。

（2）湿热证

临床表现：脓疱性痤疮样皮疹为主，或局部，或见于全身，皮疹色红，疼痛更明显，或抓之易破糜烂渗液，皮红。口臭溲，黄便秘。舌红苔黄腻，脉洪数或滑数。

（3）阴虚血燥证

临床表现：皮疹稀疏，皮肤干燥，皮肤菲薄，有紧绷感，瘙痒，脱屑，皮色淡红，伴疲乏、口干，或牙龈肿痛，舌质红，苔少，脉细数或沉细。

（二）扶——皮疹的控症治疗

对于1、2级皮疹可口服抗生素预防感染，对合并皮肤感染者，根据药敏给予抗感染治疗至少2周，并外用类固醇激素，必要时联合全身皮质类固醇治疗。

（三）控——皮疹的中医治疗

1.中医内治

（1）风热证

治法治则：祛风清肺，清热解毒

推荐方药：荆防四物汤加减

药物组成：荆芥 10 g，防风 10 g，生地黄 20 g，赤芍 10 g，当归 10 g，川芎 10 g，白鲜皮 15 g，紫草 10 g，蝉蜕 10 g，甘草 6 g。

（2）湿热证

治法治则：疏风除湿，清热凉血

推荐方药：《EGFR-TKI 不良反应管理专家共识》中经验方

药物组成：由黄芩 30 g，苦参 30 g，马齿苋 30 g，白鲜皮 30 g，老鹳草 30 g 组成。

具体用法：水煎浓缩后外用于皮疹处，每日两次，用后清水洗净。

（3）阴虚血燥证

治法治则：滋阴养血，润燥止痒

推荐方药：滋燥养荣汤加减

药物组成：当归20 g，熟地黄15 g，黄芩10 g，秦艽10 g，防风10 g，荆芥10 g，百合20 g，天花粉10 g。

2.中医外治

中药外洗方

适用人群：瘙痒性皮疹

药物组成：消疹止痒汤：黄柏30 g，苦参30 g，徐长卿30 g，地肤子30 g，白鲜皮30 g，百部30 g，山楂30 g，乌梅30 g，当归30 g，老鹳草30 g。瘙痒严重者，可加蝉衣30 g，薄荷30 g（后下）；热毒较甚者，可加连翘30 g，蒲公英30 g，金银花30 g等；皮疹色暗，皮损经久难愈者，可加乳香30 g，没药30 g，五倍子30 g等。

具体用法：水煎至500~1000 mL，外洗患处。

（四）护——皮疹的调护

减少日晒的时间，注意避光，外出携带遮阳伞、太阳镜等防止强烈日光照射，以免加重暴露日光部分的皮疹。保持身体清洁和干燥部位皮肤的湿润，避免接触碱性和刺激性强的洗漱用品，沐浴后注意用温和润肤露，维生素E软膏保持皮肤湿润。穿着衣物宽松、柔软，透气避免搔抓患处皮损。

饮食有节，宜避免辛辣刺激性或寒凉食物，忌烟酒，多吃富含膳食纤维和高蛋白的食物，应季蔬菜水果补充维生素，并保证每日适当饮水摄入量。

相关文献表明，EGFR靶向药物相关皮损呈剂量依赖，部分皮损的出现与抗肿瘤疗效呈正相关，可预测临床疗效，随着时间延长，症状会逐渐减轻，及时给予心理指导和健康宣教，鼓励其正面积极面对并主动配合，减轻恐惧心理。

（五）生——皮疹的治疗目标

对于靶向药物、ICIs所致痤疮样皮疹，西医治疗基础上联合中医药，采取辨证论治方法可有效改善患者症状，中西医优势互补发挥更大的抗肿瘤作用，对提高患者生活质量、延长患者生存时间"双生"具重要意义。

二、手足综合征

手足综合征（Hand-Foot Syndrome，HFS）是一种手掌、脚掌感受丧失及以红斑为主的特异性皮肤综合征，表现为手足色素沉着、红斑、肿胀，严重者出现脱屑、水疱、溃疡和剧烈疼痛，影响日常生活，是化疗药物、靶向药物及免疫检查点抑制剂引起的常见的不良反应。本节主要介绍靶向药物相关HFS的中医药治疗。中医诊治按照CACA指南策略即"评""扶""控""护"

四步达到"双生"即延长生存时间、提高生存质量的目的。

（一）评——手足综合征的整合评估

中医治疗适用于在抗肿瘤靶向治疗期间出现HFS的患者。

1.评病——HFS分级

（1）靶向药物相关手足皮肤反应分级标准

目前采用美国国家癌症研究所制定的常见不良反应事件评价标准（CTCAE）5.0版本分级：

1级：无痛性轻微皮肤变化或皮炎类症状，如红斑、水肿、过度角化等；日常生活未受影响。

2级：痛性皮肤改变，如出现脱皮、水泡、出血、水肿、皲裂、角化过度等；影响工具性日常生活活动。

3级：重度皮肤改变（剥落、水泡、出血、皲裂、水肿、角化过度），伴疼痛；影响自理性日常生活活动。

（2）HFS的诊断要点

根据用药史、临床表现和评估工具，HFS诊断要点包括：①病史：靶向药物使用史。②症状：HFS多发生于使用TKI药物后第一个月内。HFS各种症状可能同时出现，或接连出现，多具对称性；在温暖、受压环境中加剧，促发皮肤爆裂、溃疡等；重者或伴黄色浆液性渗出和剧烈疼痛，足部皮损重者可出现跛行，日常活动困难。③体征：手掌、足底等受压部位出现黄色、过度角化性斑块，初期可呈麻木，后进展为刺痛和灼痛，局部可见红斑和水肿，局部红斑可发展为水疱，继而手掌足底角化过度损伤同时感觉异常或感觉迟钝。④辅助评估检查：血常规、C反应蛋白等；⑤综合临床评估：包括HF-QoL、HFS-14生活质量量表等，有助明确诊断。

2.评因——HFS的中医病因病机

中医认为HFS属于"痹证""毒疮"范畴。《素问·五脏生成篇》曰："血凝于肤者，为痹。"病位在手足，病性本虚标实，病机为经络瘀阻。肿瘤患者存在本虚病机，气血亏虚，经脉失养，阳气不能达于四末；应用靶向药物后，药毒伤及人体气血，入里化热，流注经脉，蕴结于手足，客邪留滞不去，气机不畅，终致血行淤滞，伤及皮肤筋脉，形成热毒、风燥等病症，故出现皮肤红肿、红斑、血泡甚至溃烂，伴疼痛。

3.评证——HFS的辨证分型

（1）热毒蕴结证

临床表现：皮肤呈广泛鲜亮的红色，边界不清；或脓肿形成；手足有肿胀感，伴或不伴有疼痛。自觉局部发热，手足皮肤焮痛。舌苔薄黄，脉数。

（2）血虚风燥证

临床表现：皮损暗淡，或色暗萎黄；皮肤皲裂、脱屑，常发生于足跟部、手掌大小鱼际，可呈大面积整片脱落，随之露出萎缩样皮肤，呈半透明羊皮纸样外观，指纹、皮纹变浅或消失。手足皮肤干燥、角化增厚；疼痛，感觉异常等。舌质淡红有裂纹，脉虚细数。

（二）扶——手足综合征的控症治疗

HFS西医治疗可应用角质松解剂，如10%~40%尿素或5%~10%水杨酸，可缓解角质化，对于疼痛症状明显者可予以局部止痛剂，如利多卡因凝胶，根据症状选用非甾体类抗炎药及阿片类止痛药物，口服维生素B6皮肤营养补充剂等。

（三）控——手足综合征的中医治疗

1.中医外治

中药外洗方

药物组成：老鹳草100 g，苦参50 g，白癣皮50 g。

具体用法：水煎至500~1000 mL，外洗患处。

2.中医内治

（1）热毒蕴结证

治法治则：清热凉血，解毒生肌

推荐方药：仙方活命饮加减

组成方药：金银花20 g，马齿苋15 g，黄芩15 g，牡丹皮15 g，连翘15 g，陈皮15 g，半夏10 g，生地20 g，防风10 g，白鲜皮10 g，炒白术15 g，莱菔子10 g，栀子10 g，川芎15 g，当归10 g，白芍20 g，甘草10 g。

（1）血虚风燥证

治法治则：养血润燥，活血祛风

推荐方药：滋燥养荣汤加减

组成方药：当归20 g，熟地黄15 g，黄芩10 g，秦艽10 g，防风10 g，荆芥10 g，百合20 g，天花粉10 g。

（四）护——手足综合征的调护

开始接受靶向药物治疗前检查手足，尽量预先去除手足已有的老茧。穿戴宽松的鞋袜和手套，避免手掌和足底的机械性损伤和摩擦；保持患处接触物的清洁、透气清爽，局部涂抹保湿润肤霜、芦荟胶等，户外使用遮阳伞、帽子、口罩类避光，避免长时间站立和运动；避免反复揉搓、抓挠患处；避免使用含酒精、肥皂的用品；避免手撕脱皮的皮肤。

治疗期间应注意加强营养，避免进食辛辣、刺激性食物，多用鱼、肉、蛋、奶、蔬菜、水果等富含蛋白质和维生素的食物。

（五）生——手足综合征的治疗目标

对于靶向药物所致HFS，中西医结合，优势互补，对于提高患者生活质量、延长患者生存时间即提升"双生"具重要意义。

三、免疫相关性肺炎

ICIs肺毒性主要指免疫相关性肺炎（checkpoint inhibitor-related pneumonitis，CIP），是一类少见但有潜在致命危险的免疫相关不良反应，发病率为3%~19%。CIP可在任何时间发生，中位发生时间在2~3个月。CIP缺乏典型临床表现、理化指标及影像改变，部分难以除外感染，常见症状为咳嗽、呼吸困难、发热、胸痛，且近1/3 CIP患者发病时无明显症状。其发病机制仍不明确，传统中医对ICIs引起肺部毒性反应并无专门病名，但根据其临床表现，大多认同将其归属中医"咳嗽""喘证""肺胀""肺痹"等范畴。

（一）评——免疫相关性肺炎的整合评估

1.评病——CIP的分级及中医治疗适应证

（1）CIP的分级标准

CIP按严重程度分为5级：

G1：无症状，炎症仅限于单叶或<25%的肺实质。

G2：新症状或症状加重，包括呼吸急促、咳嗽、胸痛、发烧或缺氧，炎症累及多个肺叶或达肺实质的25%~50%，影响日常生活，需药物干预。

G3：症状严重，中度缺氧，累及全部肺叶或>50%肺实质，个人自理能力有限，需吸氧住院。

G4：危及生命的呼吸困难、ARDS需紧急干预，如插管。

G5：死亡。

（2）CIP的诊断要点

CIP是指由ICIs治疗引起的胸部影像学上出现新发浸润影，和在临床上没有检测到新的肺部感染或肿瘤进展等情况下，出现呼吸困难和/或其他呼吸体征/症状（包括咳嗽和活动后气短等）。CIP的临床症状具有相对非特异性，常有咳嗽、呼吸困难、发热和胸痛，1/3的CIP患者发病时无明显症状，主要靠影像学检查发现。

临床上也有少数患者仅出现呼吸困难但无影像学表现。

胸部CT扫描对于评估CIP至关重要，在胸部CT成像中可以发现肺炎的多种放射学特征。支气管镜检查在CIP中可用于诊断和排除其他疾病。CIP的实验室检查及病理结果方面目前同样缺乏特异性。

因此，CIP的诊断依据为：①既往接受过ICIs治疗；②新出现症状或原症状加重，包括呼吸困难、咳嗽、胸痛、发热、缺氧等；③影像学表现：新出现的肺部阴影（如磨玻璃影、斑片影或实变影、网格状影、小叶间隔增厚、纤维条索影、结节影等）；④需排除肺部感染、肿瘤进展、其他原因引起的肺间质性疾病、肺栓塞、心功能不全引起的肺水肿等；⑤抗菌药物无效，而激素有效，再次使用ICIs或停用激素可复发。

（3）CIP的鉴别诊断

疑似CIP的鉴别诊断主要包括：病毒性肺炎、肺孢子菌肺炎、非典型肺炎、肺癌原发病灶进展、肺癌性淋巴管炎、放射性肺炎、肺栓塞、心源性肺水肿，可通过病因、危险因素、症状、体征、检查及检验、影像学表现进行鉴别分析。

（4）CIP的中医治疗适应范围

中医治疗可贯穿CIP治疗过程的全过程。在中医治疗的过程中，CIP的严重程度评估及分级治疗至关重要，G1级患者可单纯依靠中医治疗，获得较好效果。G2及以上级别患者，中医治疗建议在规范的西医治疗基础上进行。

2.评因——CIP的中医病因病机

ICIs性阳热，升浮，味辛，能归于肺经，辛能散滞，虽能消散有形的痰瘀毒结，对肿瘤有治疗作用，但其药性极易伤及肺之气阴，肺之正气受损，肺中小络脉不通，又易蕴生痰、瘀，多处络脉阻滞，因此可见肺部弥漫病变。本病由于机体正气虚损，阴阳失调，邪毒入侵肺脏，导致肺脏功能失调，宣降失司，气机不利，血行瘀滞，津液失于输布，津聚为痰，痰凝气滞，瘀阻络脉，瘀毒胶结而成病。肺部毒性疾病初期往往以痰瘀毒为主，随着病程的迁延，病及脾、肾，渐因肺虚不能化津、脾虚不能传输、肾虚不能蒸化，痰浊与瘀血互为因果，交融凝聚蕴毒，致病多顽恶。本病病机特点主要表现为虚实夹杂，本虚标实，其中虚、痰、瘀为本病病理关键。

3.评证——CIP的辨证分型

（1）痰瘀痹阻证

主症：气短喘甚，咳痰黏腻稠厚，唇甲紫绀，面色晦暗

次症：胸脘痞闷或隐痛、肢体麻木。舌质紫暗，有瘀点或瘀斑，苔厚腻，脉沉弦或滑

（2）肺脾两虚证

主症：咳喘，短气不足以息，咳唾涎沫

次症：倦怠乏力，纳呆食少或腹胀泄泻。舌淡，苔白或白腻，脉细

（3）气阴两虚证

主症：胸闷，喘憋，干咳，咳声低弱，痰吐稀薄，乏力

次症：少气懒言，食欲减退，口干咽干，自汗或盗汗。五心烦热，大便干结，气短。舌质红，苔黄，脉细，脉数

（4）肾虚不纳证

主症：动则喘甚，频咳难续，质黏难咳，或夹血丝

次症：口咽干燥，腰膝酸软，五心烦热；或喘息气短，形寒肢冷，面青唇紫。舌红少津，脉细数；或舌淡

苔白或黑而润滑，脉微细或沉弱。

（二）扶——免疫相关性肺炎的控症治疗

CIP治疗包括停止免疫治疗和药物干预，具体措施需根据肺毒性程度分级而定。1级肺毒性可继续免疫治疗；2级肺毒性需暂停免疫治疗并开始激素治疗，待肺功能恢复至1级且激素减量至10 mg泼尼松当量时可重新启用免疫治疗；3~4级肺毒性需永久停用免疫治疗并启用较强激素治疗，是否可重启免疫治疗尚存争议。如是CTLA-4抑制剂，可改用PD-1或PD-L1抑制剂。

（三）控——免疫相关性肺炎的中医治疗

1.中医内治

（1）以宣肺定喘、涤痰散结、解毒化瘀为基本治法，选用下方内服：

a.痰瘀痹阻证

治法治则：化痰平喘，祛瘀通络

推荐方药：血府逐瘀汤合二陈汤加减

药物组成：桃仁12 g，红花9 g，当归9 g，生地9 g，川芎4.5 g，赤芍6 g，牛膝9 g，桔梗4.5 g，柴胡3 g，枳壳6 g，甘草6 g，半夏15 g，橘红15 g，茯苓9 g。

随证加减：咳逆气急，痰多胸闷者，加白前、苍术、莱菔子；久病脾虚，神疲者，加党参、白术。

b.肺脾两虚证

治法治则：健脾益气，补土生金

推荐方药：六君子汤加减

药物组成：党参10 g，白术10 g，茯苓10 g，炙甘草6 g，陈皮10 g，半夏10 g。

随证加减：表虚自汗者加炙黄芪、浮小麦、大枣；怕冷，畏风者，加桂枝、白芍、附子；痰多者加前胡、杏仁。

c.气阴两虚证

治法治则：补肺益气养阴

推荐方药：生脉饮合补肺汤加减

药物组成：人参9 g，麦冬9 g，五味子6 g，黄芪24 g，紫菀9 g，熟地24 g，桑白皮9 g。

随证加减：咳逆，咯痰稀薄者，加紫菀、款冬花、苏子；偏阴虚者，加沙参、玉竹、麦冬、百合；喘促不已，动则尤甚者，加山萸肉、胡桃肉。

d.肾虚不纳证

治法治则：补肾纳气

推荐方药：金匮肾气丸加减

药物组成：熟地黄 24 g，山茱萸 12 g，山药 12 g，泽泻 9 g，牡丹皮 9 g，茯苓 9 g，桂枝 3 g，附子 3 g。

随证加减：偏阴虚见口咽干燥，五心烦热者，加生地、麦冬；频咳，喘促难续者，加紫河车、紫石英。

（四）护——免疫相关性肺炎的调护

胸痛明显者，取患侧卧位，指导患者深呼吸和咳嗽时用手按压患侧，采用局部按摩或转移注意力的方法缓解疼痛，必要时遵医嘱用止痛药；痰液量多者，鼓励其深呼吸，协助翻身及进行胸部叩击，指导有效咳嗽，促进排痰；痰液黏稠不易咯出时，鼓励多饮水，必要时给予雾化吸入；持续低流量吸氧，改善缺氧状况。

（五）生——免疫相关性肺炎的治疗目标

CIP 的治疗需要个体化基础的综合治疗，需要组建跨专业的多学科 CIP 诊疗团队，制定平衡与现实的 CIP 诊疗规范。中医药作为 CIP 整合治疗的重要组成部分，能在一定程度上提高患者生活质量，以期延长患者生存时间。

四、免疫相关肝毒性

ICIs 诱发的免疫相关肝毒性（immune-mediated hepatotoxicity，IMH）并不罕见，发生率为 2%~10%，发生

机制尚在研究中。发病初期临床症状并不典型，随病情发展，可出现乏力、纳差、厌油、尿黄、身黄、恶心、腹胀、腹痛、发热、肝肿大、呕吐、皮肤瘙痒、皮疹等临床表现。常规疗法包括药物和非药物治疗，药物治疗分为全身和局部药物治疗；非药物治疗又包括针灸、压迫疗法及其他疗法。中医诊治按照CACA指南策略即"评""扶""控""护"四步达到"双生"即延长生存时间、提高生存质量的目的。

（一）评——免疫相关肝毒性的整合评估

1.评病——IMH的分级及中医治疗适应证

（1）IMH分级标准

CTCAE可对免疫治疗相关肝毒性的严重程度进行分级。指标包括 AST、ALT、ALP、GGT和总胆红素，以正常上限升高倍数来评估，严重程度分为1至5级：

1级：AST 或 ALT>3 倍正常值上限（ULN），AKP 或 GGT>2.5 ULN，TBil >1.5 ULN；

2级：AST 或 ALT 介于 3~5 ULN，AKP 或 GGT>2.5~5 ULN，TBil>1.5~3 ULN；

3级：AST 或 ALT 或 AKP 或 GGT>5~20 ULN，TBil>3~10 ULN；

4级：AST或ALT或AKP或GGT>20 ULN，TBil>10 ULN；

5级：致命性肝毒性。

（2）IMH的诊断要点

根据用药史、临床表现和评估工具诊断化疗诱导的周围神经病变。CIPN的诊断要点包括：①病史：ICIs使用史；②症状：通常无特殊临床表现，部分患者可出现乏力、纳差、厌油、尿黄、身黄、恶心、腹胀、腹痛、发热、肝肿大、呕吐、皮肤瘙痒、皮疹等临床表现；③体征：黄疸、体温升高等；④辅助评估检查：多数患者以实验室检查发现肝脏转氨酶升高为特征，通常为天冬氨酸转氨酶（AST）和氨酸转氨酶（ALT）升高，可伴有胆红素、碱性磷酸酶（ALP）及γ-谷氨酰转肽酶（γ-GT）升高。影像学表现常无特异性；⑤临床整合评估：免疫治疗相关肝脏毒性的诊断为排除性诊断，询问患者病史时应全面了解患者的用药史、饮酒史、病毒性肝炎史及其他肝病史等。实验室检查应全面筛查患者的肝功能指标、感染性指标；筛查铜蓝蛋白以排除肝豆状核变性；筛查免疫指标如抗核抗体、抗平滑肌抗体、抗中性粒细胞胞质抗体以排除自身免疫性肝病；筛查α1胰蛋白酶抑制剂以排除遗传因素；筛查肿瘤标志物以排除原发性肝细胞癌或新发肝转移癌；筛查肝脏血管超声以排除血栓事件等。

（3）中医治疗适应证

中医治疗贯穿IMH治疗全过程，但注意避免使用具明确肝毒性中草药成分。

2. 评因——IMH的中医病因病机

传统中医对IMH并无专门病名，但根据其临床表现，大多认同将其归属中医"胁痛""黄疸"等范畴。中医认为ICIs药毒入侵伤肝以致虚实夹杂，正虚主要包括脾气虚、肝阴虚，标实有气滞、血瘀、湿热、热毒，具体结合临床辨证审因。病邪壅阻中焦，脾胃失健，肝气郁滞，疏泄不利，或耗气伤阴，肝阴不足，络脉失养等诸多病理变化，疾病初期以邪实为主，随着疾病的发展，后期表现为虚实夹杂的证候。该病病位在肝，与脾胃关系密切。

3. 评证——IMH的辨证分型

（1）肝郁脾虚证

主症：情绪焦虑或精神抑郁，食少纳呆、神疲懒言、体倦乏力，大便溏薄、少腹胀痛与情绪有关。

次症：胁肋胀满疼痛或胃脘满闷；口苦咽干；咽部异物感；嗳气泛酸。舌尖边稍红，舌苔微黄；或舌质淡、舌体稍胖或有齿痕；脉弦。

（2）肝胆湿热证

主症：身目俱黄，头重身困，食后腹胀，胸脘痞满，食欲减退。

次症：恶心呕吐，腹胀或者便溏。舌苔厚腻微黄，脉象濡数或濡缓。

（3）脾胃阴虚证

主症：食少纳呆，不思饮食，口干唇燥，大便燥结。

次症：干呕，呃逆，面色潮红。舌红少津，苔少或花剥，脉细数。

（4）肝血虚证

主症：倦怠乏力，不思饮食，眩晕耳鸣，面白无华；爪甲干枯脆薄；夜寐多梦。

次症：视力减退，甚至雀盲；肢体麻木，关节拘急不利，手足震颤。舌淡苔白，脉弦细。

（二）扶——免疫相关肝毒性的控症治疗

IMH治疗包括停止免疫治疗和药物干预，具体措施需根据肝毒性程度分级而定。1级肝毒性可继续免疫治疗；2级肝毒性需暂停免疫治疗并开始激素治疗，待肝功恢复至1级且激素减量至10 mg泼尼松当量时可重新启用免疫治疗；3~4级肝毒性需永久停用免疫治疗并启用较强激素治疗，是否可重启免疫治疗尚存争议。如是CTLA-4抑制剂，可改用PD-1或PD-L1抑制剂。

（三）控——免疫相关肝毒性的中医治疗

1.中医内治

IMH治疗以虚实为纲，根据疾病不同阶段的证候特点分型、分期论治。标实者，根据病邪的性质，宜采取疏肝解郁、化瘀解毒、清热利湿等方法。本虚者，应以健脾、养肝为主。

（1）肝郁脾虚证

治法治则：疏肝健脾，理气和胃

推荐方药：逍遥散加减

药物组成：柴胡10 g，茯苓15 g，白术15 g，白芍30 g，炙甘草10 g，薄荷6 g（后下）。

随证加减：口干口苦，烦躁易怒，加龙胆草、栀子；恶心呕吐，可加半夏、陈皮。

（2）肝胆湿热证

治法治则：利湿清热，清肝利胆

推荐方药：龙胆泻肝汤加减

药物组成：龙胆草 6 g，黄芩 10 g，栀子 10 g，泽泻 15 g，车前子 15 g（包），当归 10 g，生地黄 15 g，柴胡 10 g，生甘草 10 g。

随证加减：发热，加茵陈、黄柏；大便不通加大黄、芒硝。

（3）脾胃阴虚证

治法治则：养阴和胃，健脾和胃

推荐方药：益胃汤加减

药物组成：沙参 15 g，麦冬 15 g，生地 15 g，玉竹 10 g。

随证加减：津伤重者，加石斛、天花粉；腹胀，加枳壳、厚朴。

（4）肝血虚证

治法治则：补脾健胃，滋补肝血

推荐方药：四物汤加减

药物组成：当归 15 g，川芎 10 g，生地 15 g，白芍 15 g，黄芪 30 g。

随证加减：头晕目眩，加党参、女贞子、墨旱莲。

（四）护——免疫相关肝毒性的调护

治疗上应避免使用有肝脏毒性的中药；情绪上注意保持情绪稳定及心情的愉快，减少不良的精神刺激，如过怒、过悲及过度紧张等；饮食上注意饮食清淡，切忌饮酒或嗜食辛辣肥甘，以防湿热内生、脾失健运，从而影响肝之疏泄。可适当参加体育活动，如散步、打太极拳等，有利于气血运行，恢复正气。

（五）生——免疫相关肝毒性的治疗目标

IMH的治疗需要个体化基础的综合治疗，需要组建跨专业的多学科IMH诊疗团队，制定平衡与现实的IMH诊疗规范。中医药作为IMH整合治疗的重要组成部分，能在一定程度上提高患者生活质量，以期延长患者生存时间。

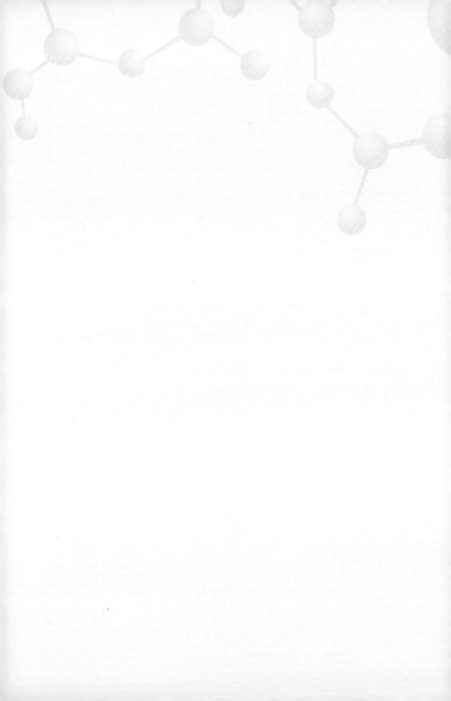

第三章

肿瘤相关并发症的中医治疗

一、癌因性疲乏

癌因性疲乏（cancer-related fatigue，CRF）是一种痛苦、持续、主观、有关躯体、情感或认知方面的疲乏感，与近期活动量不符，与肿瘤及其治疗有关，且妨碍日常生活。症状主要有疲乏，精神差，情绪低落，认知能力下降，兴趣丧失，无法从事工作等，经充足睡眠及休息后无法缓解。CRF治疗主要有药物与非药物治疗。中医有中药内服，中医外治（针刺、艾灸、穴位按压等）等。中医诊治按照CACA指南策略即"评""扶""控""护"四步达到"双生"即延长生存时间、提高生存质量的目的。

（一）评——癌因性疲乏的整合评估

中医治疗适合肿瘤及其相关治疗导致的疲乏患者。

1.评病——CRF的筛查评估、诊断要点

（1）筛查评估

a.量化评估

CRF筛查采用数字分级法（numerical rating scale，NRS）。包括BFI及PFS-R量表，其评分标准为：0分表示无疲乏，1~3分为轻度疲乏，4~6分为中度疲乏，7~9分为重度疲乏，10分表示能想象的最严重疲乏。PFS-R

从行为、情感、感觉及认知4个方面评估。

b.全面评估

轻度CRF患者进行健康教育，使其掌握常见的疲乏管理技巧，并定期评估患者疲乏程度的变化。对于中度及重度CRF患者需采取全面评估，遵循"量化、全面、及时、动态"的原则。内容包括：①病史采集：肿瘤状况及治疗、药物不良反应/药物相互作用；②详细的疲乏信息；③社会支持情况：有无照看者；④可控的影响因素：疼痛、抑郁、焦虑、贫血、睡眠障碍或不良的睡眠卫生、营养缺失或失衡。

（2）诊断要点

参照第十次国际疾病CRF的诊断标准（ICD-10）：①是指疲乏反复出现，持续2周以上，同时伴有5个或5以上的症状表现：乏力气短或肢体沉重；缺乏激情、精力不足、情绪低落；注意力不集中；嗜睡或失眠；睡眠后精力不能恢复；出现情绪反应如悲伤、挫折或者易激惹；活动困难；不能完成原先能完成的日常工作；短期记忆减退；疲乏持续数小时仍不能缓解。②对社交、职业或其他重要功能性领域造成显著的困扰和损害。③有既往史、相关检查报告证明其症状是由癌症或其治疗引发。④CRF症状并不是主要来自于癌症及其治疗伴发的精神紊乱，如重症抑郁症、躯体性疾患或谵妄。

2.评因——CRF中医病因病机

癌因性疲乏属于中医"虚劳"范畴，基本病机是"脏腑虚衰，气血阴阳亏虚"，出现神疲乏力、少气懒言等症状。病性以虚为主，病位在脾肾，与肝肺心关系密切。

3.评证——CRF辨证分型

（1）辨证分型

a.脾气亏虚证

临床表现：神疲乏力，少气懒言，言语低微、食少便溏、面色㿠白，舌淡苔白，脉虚弱。

b.气血两虚证

临床表现：四肢倦怠，少气懒言，头晕目眩，心悸怔忡，纳呆食少，面色苍白，舌淡苔薄白，脉细弱或虚大无力。

（二）扶——癌因性疲乏的控症治疗

治疗本病以提高机体免疫力治疗为主要原则，采用药物干预和非药物干预。药物干预如哌醋甲酯，皮质类固醇激素，抗焦虑药，抗抑郁药，提高免疫力药等。非药物干预有按摩、心理社会干预、营养管理和睡眠认知行为治疗以及健康教育、运动疗法。

（三）控——癌因性疲乏的中医治疗

1.中医内治

（1）脾气亏虚证

治法治则：益气健脾

推荐方药：四君子汤加减

药物组成：人参20 g，白术20 g，茯苓20 g，甘草6 g。

随证加减：乏力较重者，加黄芪，面色苍白者加当归、阿胶、熟地补血。

用法疗程：采用煎药机煎煮，以水1000 mL煎煮至400 mL，每日1剂，分2次饭后温服，1周为1个疗程，连续使用2个疗程。

（2）气血两虚

治法治则：益气养血

推荐方药：八珍汤加减

药物组成：八珍汤（当归20 g，川芎10 g，熟地20 g，白芍20 g，人参20 g，白术20 g，茯苓20 g，炙甘草20 g）。

随证加减：眠差者加枣仁养心安神。

用法疗程：采用煎药机煎煮，以水1000 mL煎煮至

400 mL，每日1剂，分2次饭后温服，1周为1个疗程，连续使用2个疗程。

2.中成药治疗

见第五章"肿瘤治疗的常用中成药"相关内容。

（四）护——癌因性疲乏的调护

中医导引术能一定程度地缓解癌症患者的疲劳，扶助机体正气，提高患者生活质量。生活规律，饮食有节，营养合理分配。在膳食中加入扶助机体正气的中药，以补益脾胃，调理气血，体现了"以人为本"的理念，提高了CRF患者生活质量。多食用富含维生素和高蛋白的食物，多饮水保证每日正常摄入量。营养不能摄入时，合理选择肠内营养、肠外营养。

（五）生——癌因性疲乏的治疗目标

CRF的治疗需要个体化基础的药物与非药物的整合治疗，中医药作为CRF整合治疗的重要组成部分，能在一定程度上缓解患者疲乏症状，提高患者的生活质量，以期延长患者生存时间。

二、癌性疼痛

癌性疼痛（cancer pain，CP），简称癌痛，是指由癌症本身或控瘤治疗中引起的相关性疼痛。癌痛的诊疗涉及筛查、评估、诊断、止痛药物治疗、非药物治疗、不良反应处理、介入治疗、患者宣教、心理评估和专科会诊等多个方面。当前，西医常规止痛方案主要以世界卫生组织（world health organization，WHO）《癌痛三阶梯镇痛治疗指南》为主，但未能完全有效控制所有肿瘤患者的疼痛。中医药治疗癌痛具有独特优势和疗效，是癌痛综合治疗不可或缺的一部分，中医诊治按照CACA指南策略即"评""扶""控""护"四步法以达到"双生"即提升患者生存期及生活质量的目的。

（一）评——癌痛的整合评估

1.评病——癌痛分级及中医治疗适应证

（1）癌痛的诊断

符合《癌症疼痛诊疗规范（2018版）》对癌性疼痛的叙述，包括肿瘤引起的相关性疼痛（肿瘤侵犯压迫局部组织、肿瘤转移累及相关组织等引起），控瘤治疗过程中引起的相关性疼痛（手术、放疗、化疗、创伤性操作等引起），或肿瘤并发症、合并症、社会心理等因素引起的相关性疼痛。

（2）癌痛的分级

癌痛的评估遵循"常规、量化、全面、动态"的原则。结合数字分级法（numeric rating scale，NRS）、主诉疼痛程度分级法（verbal rating scale，VRS），可将疼痛程度分为轻度、中度、重度三类。此外，儿童、老年人、存在语言文化差异或其他交流障碍的患者，可采用面部表情疼痛评分量表法（faces pain scale，FPS）进行疼痛评估。

轻度疼痛：1~3分，有疼痛，但可忍受，生活正常，睡眠未受到干扰。

中度疼痛：4~6分，疼痛明显，不能忍受，要求服用镇痛药物，睡眠受到干扰。

重度疼痛：7~10分，疼痛剧烈，不能忍受，需用镇痛药物，睡眠受到严重干扰，可伴有自主神经功能紊乱或被动体位。

（3）中医治疗的适应证

a.癌性疼痛

中医药治疗癌痛可全程参与，通过中医内治及外治法达到止痛的作用。轻度疼痛：单独应用中医药或在第一阶梯用药基础上，加中药或中成药治疗；中重度疼痛：依据疼痛性质特点选择适宜中成药或阿片类药物镇痛。

b.处理阿片类药物的不良反应

阿片类药物常见的不良反应包括：便秘、恶心、呕吐、嗜睡、眩晕、尿潴留、瘙痒等。中药治疗阿片类药物的不良反应，根据辨证特点用药，往往会取得较好疗效。

2.评因——癌痛的中医病因病机

（1）癌痛的中医病因

瘤毒阻络为癌痛发病的基础，癌毒与痰饮、瘀血、寒凝等病理产物相互搏结是癌痛发病的关键，癌痛的产生与六淫邪毒、七情内伤、饮食失调、正气亏虚等因素密切相关。

（2）癌痛的中医病机

"不通则痛"和"不荣则痛"是癌痛的基本病机，病机特点在于虚实夹杂。"虚"证多气血不足；"实"证多为瘀血阻滞。

3.评证——癌痛的辨证分型

（1）虚证——气血不足

主症：疼痛多以隐痛为主，伴疲乏无力，形体消瘦，舌质暗，苔少或薄白，脉虚细而无力。

（2）实证——瘀血阻滞

主症：疼痛以刺痛为主，疼痛多剧烈，痛有定处，拒按，深夜加重，常伴面色晦暗，形体消瘦，肌肤甲错，痛处常触及包块，舌质紫暗，脉涩。

（二）扶——癌痛的控症治疗

癌痛治疗的五项基本原则，包括按阶梯给药、口服给药、按时给药、个体化给药、观察用药变化。按照五项基本原则，能够科学合理地缓解癌痛，帮助患者提高生存质量。把镇痛药物分为三类，第一类是非阿片类药物，第二类是弱阿片类药物，第三类是强阿片类药物。根据患者不同疼痛程度，给予不同的镇痛药物，从而满足患者的镇痛需求。

（三）控——癌痛的中医治疗

1.中药汤剂

（1）虚证——气血不足证

治则：益气养血

推荐方药：补中益气汤加减

药物组成：黄芪18 g，甘草9 g，人参6 g，当归3 g，橘皮6 g，升麻6 g，柴胡6 g，白术9 g。

用法：采用煎药机复煎2次，混合药液至400 mL，加热至37℃，口服，每天两次，每次200 mL。

（2）实证——瘀血阻滞证

治则：祛瘀化滞

推荐方药：血府逐瘀汤加减

药物组成：桃仁 12 g，红花 9 g，当归 9 g，生地 9 g，川芎 5 g，赤芍 6 g，牛膝 9 g，桔梗 5 g，柴胡 3 g，枳壳 6 g，甘草 6 g。

用法：采用煎药机复煎 2 次，混合药液至 400 mL，加热至 37℃，口服，每天两次，每次 200 mL。

2.中成药

华蟾素片/注射液

功能主治：解毒、消肿、止痛。用于中、晚期肿瘤，慢性乙型肝炎等症。

用法用量：华蟾素片：口服。一次 3-4 片，一日 3~4 次。华蟾素注射液：静滴：一日 1 次，一次 10~20 mL，用 5% 的葡萄糖注射液 500 mL 稀释后缓缓滴注，用药 7 天，休息 1~2 天，四周为一疗程。

与三阶梯止痛方案联合，能够提高疼痛缓解率，起效快且持久，并减轻不良反应，改善患者生活质量。华蟾素对消化道肿瘤引起的疼痛疗效较好，如缓解肝癌、胃癌病人的疼痛，还可以应用于肺癌、骨转移癌、食管癌、口腔癌等引起的疼痛。

（四）护——癌痛的调护

让病人了解无须忍痛的观念，鼓励病人表达疼痛感受，选择正确合适的疼痛评估工具，对于接受癌痛规范化治疗的患者进行定期的随访、疼痛评估并记录用药情况，开展患者教育和指导，注重以人文关怀，最大限度满足病人的镇痛需要，保障其获得持续、合理、安全、有效的治疗；癌症患者采用饮食干预，应遵循三高一低的原则，即高蛋白、高维生素，多吃蔬菜、水果及牛奶，少食油多、不容易消化的食物，也可以选择具有止痛作用的药膳辅助缓解疼痛症状。

（五）生——癌痛的治疗目标

癌痛需要个体化治疗，必要时可多学科协作，为癌痛患者制定个体化的镇痛方案。中医药在癌痛整合治疗中发挥重要作用，能在一定程度上减少阿片类药物用量、减轻其不良反应，更好控制癌痛，最终提高患者生活质量，延长患者生存时间。

三、恶性肠梗阻

恶性肠梗阻（malignant bowel obstruction，MBO）是指原发性或转移性恶性肿瘤造成的肠道梗阻，是晚期肿瘤患者常见并发症，多见于卵巢癌、结直肠癌、胃癌等肿瘤患者。该病严重威胁肿瘤患者的生命，是晚期肿瘤患者姑息治疗的难题之一。MBO常规治疗方法有手术治疗、药物治疗、营养支持、胃肠减压、支架置入及中医药治疗等。

（一）评——恶性肠梗阻的整合评估

1.恶性肠梗阻的诊断要点

根据病史、临床表现和腹部影像学检查诊断恶性肠梗阻。MBO诊断要点包括：

（1）恶性肿瘤病史

（2）既往未行或曾行腹部手术、放疗或腹腔内灌注药物治疗

（3）间歇性腹痛、腹胀、恶心、呕吐等症状，伴或不伴肛门排气或排便

（4）腹部体检可见肠型、腹部压痛、肠鸣音亢进或消失

（5）腹部CT或X线腹部平片可见肠腔明显扩张和多个液平面

2.MBO的鉴别诊断

（1）机械性肠梗阻与麻痹性肠梗阻

恶性肠梗阻为机械性梗阻，早期腹胀可不显著，阵发腹部绞痛，腹部体检可见肠型、蠕动波，肠鸣音亢

进。X线检查肠梗阻胀气限于梗阻以上的部分肠管。麻痹性肠梗阻无阵发性绞痛等肠蠕动亢进的表现，相反为肠蠕动减弱或消失，腹胀显著，而且多继发于腹腔内严重感染、腹膜后出血、腹部大手术后等。X线检查可显示大小肠全部充气扩张。

（2）完全性肠梗阻与不完全性肠梗阻

完全性肠梗阻多急性发作，症状明显，呕吐频繁，如为低位梗阻腹胀明显，完全停止排便排气，X线腹部检查见梗阻以上肠祥明显充气和扩张，梗阻以下结肠内无气体。不完全性肠梗阻多为慢性梗阻，呕吐与腹胀都较轻或无呕吐，X线所见肠祥充气扩张都较不明显，而结肠内仍有气体存在。

3.MBO中医治疗适应范围

中医治疗早期不完全性肠梗阻、麻痹性肠梗阻等未完全禁食禁饮者，临床疗效较好。对于完全性肠梗阻，以及合并腹腔感染、电解质紊乱的恶性肠梗阻患者，不适宜中医治疗。

4.MBO中医辨识

（1）中医病因病机

中医认为肠为六腑之一，"传化物而不藏"，以通降下行为顺，以滞塞不通为逆。对于癌性病因引起的肠梗阻，最根本的原因在于癌肿阻塞于肠腑，癌肿的形成则归因于正虚与邪实两方面，所谓"邪之所凑，其气必虚"，正气不足是癌肿形成与增长的根本原因。现代中医学认为正虚与邪毒的关系是癌肿形成主要矛盾，在梗阻的发生、发展起着重要作用，人体正气不足是内因，邪毒入侵是始动因素，六淫病邪或七情内伤未解均可产生邪毒，正气虚弱不能祛邪外出，致使邪毒停滞酿成癌毒，与痰浊、瘀血互结变生癌肿阻塞肠腑而发病。

非癌性病因引起的肠梗阻多由于部分恶性肿瘤患者经过手术及放化疗的治疗后，正气被伤、气血耗损，气机失调，使精、血、津液运行失常，形成痰饮、瘀血、水结、湿毒等病理产物停于肠腑，进而形成梗阻。现代医家分析恶性肠梗阻的病因病机，也多立足于正虚和邪实两方面。

综上，该病病位在胃肠，与肺、脾关系密切，病因多样，肠腑气机阻滞，腑气不通是关键病机，疾病初期以邪实为主，随着疾病的发展，后期表现为虚实夹杂的证候。

（2）中医治则治法

主要以行气通腑为基本治则。实际治疗中应根据患者症状及一般情况的差异，选取不同的治疗方法。

（3）辨证分型

基于"腑气不通"是MBO的关键病机，依据其临床表现及中医八纲辨证的基本原则，其证候可分为偏寒、偏热两种。

a.寒结肠腑证

主症：大便不通，腹中冷痛，喜温畏寒，或呕吐清水，四肢不温，面色㿠白，小便清长，舌淡苔白。

b.热结腑实证

主症：大便数日不下，或便少干燥，腹胀腹痛，矢气则舒，或恶心呕吐，口干口臭或口舌生疮，舌红，苔厚腻或黄腻。

（二）扶——恶性肠梗阻的控症治疗

个体化姑息治疗：应该根据患者疾病的阶段、预后、进一步接受抗肿瘤治疗的可能性、全身状况以及患者意愿，决策治疗方案。

手术治疗、解痉止痛药、止吐药、激素类药及抗分泌药等药物治疗，以及补液、全胃肠外营养（TPN）、自张性金属支架、鼻胃管引流（NGT）、胃造瘘等其他姑息治疗。口服马来酸曲美布汀片以及静滴甘油果糖注射液联合地塞米松注射液对缓解本症状有益。

（三）控——恶性肠梗阻的中医治疗

1.中医通腑治疗

对于肠梗阻的治疗，大多数医家均主张以"通"立法，结合患者具体证型灵活确立治则，消除肠道梗阻病因，恢复胃肠通降功能，而不能只拘泥于应用下法，其给药途径包括中药内服和中药保留灌肠两种。口服中药只适于早期不完全性肠梗阻、麻痹性肠梗阻等未完全禁食禁饮者，大多患者须等梗阻症状缓解后方可中药内服。

而MBO患者在治疗过程中常常会接受禁食管理，对于不能口服中药的患者，通过直肠给药是安全有效的。中药灌肠具有可靠的现代医学理论基础，其在MBO中的应用最为广泛，值得深入开展相关研究以形成高级别的循证医学证据。

（1）中药灌肠

a.寒结肠腑证

治则治法：攻下冷积，温补脾阳

主方：温脾汤加减

推荐方药：温脾汤加减

药物组成：大血藤30 g，木香10 g，砂仁10 g，炒枳实10 g，川楝子10 g，厚朴10 g，沉香10 g，乌药10 g，败酱草15 g，白术30 g，淡附片10 g，槟榔10 g，党参10 g，茯苓10 g，甘草20 g，当归20 g。

用法：中药水煎剂灌肠。采用煎药机复煎2次，混合药液至200 mL，加热至37℃，倒入一次性灌肠器，保留灌肠，每天一次。

b.热结腑实证

治则治法：行气通腑泄热

主方：承气汤类方剂。代表方：大承气汤、小承气汤、调胃承气汤，复方大承气汤、黄龙汤等。

推荐方药：大承气汤加减

药物组成：大黄15 g，芒硝30 g，枳实15 g，厚朴30 g，炒莱菔子30 g，木香15 g，炒桃仁12 g，赤芍15 g。

用法：同上。

注意事项：当患者出现下列指征时应中转手术治疗：①腹痛发作剧烈，并呕吐频繁；②有休克表现，腹膜刺激征，腹部压痛固定，有肠型，腹部扣及包块，腹部X线平片显示有孤立扩张肠袢；③保守治疗5天后病情无缓解，B型超声探查腹水明显增多，并且腹腔穿刺有混浊或血性液体；④出现肠扭转、不能复位的肠套叠、血运性肠梗阻；⑤老年病例腹痛频繁，压痛固定，出现腹水。

（2）针刺辨证选穴

治疗取穴原则："少而精""俞募配伍"和"远近结合，合治内腑"

主穴：足三里、天枢、大肠俞、上巨虚、长强穴

配穴：腹胀严重加脾俞；腹痛严重加内关、足三里、气海；呕吐严重加上脘、下脘、内关、合谷

针刺方法：取足三里、上巨虚、天枢、大肠俞，患者取仰卧位或侧位，皮肤常规消毒，垂直进针1.5寸，诸穴均施提插捻转补泻法，每5分钟行针捻转1次，留针30分钟。

（3）针刺联合穴位注射

选穴：足三里、大肠俞、长强

操作：①针刺：患者取俯卧位或侧卧位，皮肤以75%乙醇常规消毒后，取直径0.30 mm、长50 mm一次性使用毫针，足三里、大肠俞垂直进针35 mm，长强穴斜刺45°角进针，针尖向上与骶骨平行，进针30 mm，均施提插捻转补泻法，每隔5分钟施以捻转提插行针1

次，留针30分钟。②穴位注射：针刺治疗结束后，选取大肠俞、足三里穴，采用两支1 mL无菌注射器分别抽取维生素B1注射液和维生素B12注射液各1支备用，局部皮肤常规消毒后，于大肠俞行维生素B1注射液1 mL穴位注射，足三里行维生素B12注射液1 mL穴位注射，每次注射一侧穴位，两侧穴位交替进行。

（4）中药膏摩

膏摩方：姜半夏颗粒9 g，枳实颗粒6 g，沉香颗粒3 g，瓜蒌颗粒10 g，薤白颗粒6 g，水蛭颗粒3 g，厚朴颗粒6 g，丁香颗粒3 g，肉苁蓉颗粒10 g，川芎颗粒6 g，莪术颗粒10 g，淡附片颗粒6 g。

操作：将膏摩方用麻油调和，然后均匀涂抹于腹部，采用顺时针方向由中脘穴移至天枢穴，再由天枢穴移向气海穴的方向，按顺时针方向按摩，力度以能耐受为适宜，时间10分钟，每天一次。

注意事项：中药膏摩对腹胀明显、肠腔扩张、腹部压痛或反跳痛阳性者禁用。

2.偏寒型MBO的治疗

（1）艾条灸

取穴：神阙穴（肚脐，在脐区，肚脐中央处）

功效：温中散寒理气

灸法：温和灸。将艾条点燃后，悬起于神阙穴上方进行熏灸，以局部出现温热感或灼热感但不灼伤皮肤为度，每日15~30分钟。

注意事项：①艾条上火后不可悬空过久，以免接触皮肤时温度过高；②艾灸后1小时内不能用冷水洗手或洗澡4小时后洗澡；③饭前饭后一小时不宜温灸；④心跳过快禁止艾灸；⑤过饥、过饱、酒醉禁灸；⑥孕妇禁灸。

（2）中药热奄包

药物组成：吴茱萸100 g，小茴香500 g，丁香300 g，肉桂300 g。

使用方法：将上述药物研成粗末装入布袋中，表面淋水后置于微波炉中高火加热2分钟，取出后凉至温度为50℃时用单层毛巾包好热敷20分钟，每日2次，7天为1疗程，治疗1疗程后评定疗效。

注意事项：以热敷为主的中药外敷治疗，既能随证调整方药，又能和其他疗法同用，操作简易、灵活、安全，患者满意度高，尤为适合临床辨证为虚、寒型肠梗阻患者。但和中药灌肠、针灸治疗相比，中药外敷法治疗肠梗阻起效缓慢，不适于急、恶性肠梗阻患者。

3. 偏热型MBO的治疗

中药封包治疗

药物组成：生大黄粉100 g，芒硝200 g，冰片5 g。

制备：上述药物共研细末，密封备用。

用法：置于外敷袋中，将外敷袋均匀平铺于患者脐周，12~24小时更换1次。

4. MBO合并疼痛

中医认为"不通则痛""寒凝则痛"，故对于MBO合并疼痛的患者，治宜温经通络止痛，可采用中医外治的方法。

中药穴位贴敷

药物组成：肉桂10 g，干姜10 g，桂枝15 g，丁香15 g，木香6 g，厚朴15 g，枳壳15 g，元胡10 g，砂仁6 g，全蝎3 g。

制备：将上述药物等研末后以蜂蜜、姜汁调糊制成的膏剂，制成直径为5 cm、厚度为0.5 cm的膏药，平摊于纱布上备用。

用法：暴露贴敷部位：神阙穴；将药物敷于神阙穴（如果贴敷部位因手术切口影响，则自切口处外移3~5 cm）；

每次贴敷时长为 4 小时，每日 9、16 点贴敷，每日 2 次。

（四）护——恶性肠梗阻的调护

生活有规律，饮食有节，饱餐后避免立即做剧烈运动。日常进食应细嚼慢咽，进食量不宜过多，低盐低脂饮食，避免食用过多豆类、牛奶等易产气的食物，多吃富含膳食纤维和高蛋白的食物，多饮水保证每日正常摄入量。对于偏寒型的患者应忌食生冷寒凉性食物，如西瓜、苦瓜等。

（五）生——恶性肠梗阻的治疗目标

MBO 的治疗需要个体化基础的综合治疗，需要组建跨专业的多学科 MBO 诊疗团队，制定平衡与现实的 MBO 诊疗规范，确立以解决主要矛盾——"提高生活质量"为导向的治疗目标。中医药作为 MBO 综合治疗的重要组成部分，最终能在一定程度上提高患者的生活质量，以期延长患者生存时间。

四、恶性胸腔积液

恶性胸腔积液（malignant pleural effusion，MPE）是指原发于胸膜的恶性肿瘤或其他部位的恶性肿瘤转移至胸膜引起的胸腔积液，是晚期癌症患者的常见并发症，通常积液增长较快并持续存在，提示疗效较差、预后不良。多见于肺癌、乳腺癌、淋巴瘤，约占恶性胸腔积液的75%。其他为卵巢癌转移、肉瘤、胃肠道癌等。MPE常规治疗方法有胸腔置管引流排液、胸膜固定术及胸腔内给药、胸膜剥离切除术、胸膜固定术、全身化疗、全身靶向治疗、局部放疗、利尿治疗、营养支持及中医药治疗等。

（一）评——恶性胸腔积液的整合评估

1.评病——MPE的诊断要点及适应范围

（1）诊断要点

根据病史、临床表现、B超和胸部影像学检查诊断恶性胸腔积液。MPE诊断要点包括：①恶性肿瘤病史；②积液少时可无症状，大量积液时会出现呼吸困难甚至端坐呼吸、发绀等症状；③中等或大量积液时胸下部呼吸运动减弱，触诊时语颤消失，积液区叩之为实音，呼吸音听诊减弱或消失；④B超见无回声或低回声带；X线中见肋膈角消失或中下野见均匀致密阴影，纵隔和气管向健侧移位；⑤在胸腔积液细胞沉淀中找到恶性细胞，或在胸膜活检组织中观察到恶性肿瘤的病理变化。

（2）MPE中医治疗适应范围

中医治疗适合少量及中等量恶性胸腔积液等者。对于大量胸腔积液且压迫症状明显出现呼吸困难、喘憋、心悸患者，不适宜单纯中医治疗，应联合胸腔穿刺局部治疗快速缓解症状。在治疗过程中要反复评估，尤其是关注胸部体征和血常规，若出现胸痛、气急明显、伴口唇发绀明显，建议排除气胸可能。

2.评因——MPE中医辨识

（1）中医病因病机

本病多由元气化生异常，内生瘤毒滞留体内，损伤脏腑，或正气虚弱，脏腑功能失调，致气血水运行失常；该病病位在胸腔，病变脏腑与肺、脾、肾及三焦有关。饮停胸胁是其关键病机，疾病初期以邪实为主，随着疾病的发展，后期表现为虚实夹杂的证候。

（2）中医治则治法

治疗主要以"行气利水"为基本治则。实际治疗中应根据患者症状及病因差异，辨明虚实，分析出病变脏腑，根据标本缓急原则施治。

3.评证—辨证分型

基于"饮停胸胁"是MPE的关键病机，依据其病情缓急及中医八纲辨证的基本原则，其证候可分为偏寒、偏热两种。

（1）饮停胸胁型

主症：咳唾引痛，呼吸困难，咳逆气喘，息促不能平卧，或仅能偏卧于停饮的一侧，病侧肋间胀满，甚则可见偏侧胸廓隆起，舌苔薄白腻，脉沉弦或弦滑。

（2）阴虚内热型

主症：胸腔积液伴呛咳时作，咯吐少量黏痰，口干咽燥，或午后潮热，颧红，心烦，手足心热，盗汗，或伴胸胁闷痛，形体消瘦，舌质偏红，少苔，脉细数。

（二）扶——恶性胸腔积液的控症治疗

制定个体化姑息治疗方案。根据患者胸腔积液的量、生长速度、预期生存时间、体力状况评分、家庭经济状况以及患者意愿，综合考虑给予局部治疗或全身治疗方案。依据病情，全身治疗采用营养支持、利水消肿内科治疗，局部治疗采用胸腔引流放液或胸腔灌注治疗。

（三）控——恶性胸腔积液的中医治疗

1.中医利水治疗

对于胸腔积液的治疗，大多数医家均主张以"以温药和之"为治则，病情后期出现阴虚内热证型或久病入络，依据"血不利则为水"引申的针对病络治疗十分关键。中等或大量积液患者单纯口服药物不能迅速缓解症状，需要结合中药外治快速消除积液，临床上大多选用胸腔穿刺引流后中药腔内治疗、中药外敷、封包治疗。顽固性胸腔积液也可同时配合针灸或者联合上述方法来达到消除积液的目的。

（1）中药汤剂口服

依据其临床表现及中医八纲辨证的基本原则，其证候可分为偏寒、偏热两种。在辨证治疗胸腔积液的同时可酌情辨病加用抗癌之品。

a.饮停胸胁型

治则治法：泻肺平喘，攻逐水饮

主方：葶苈大枣泻肺汤、十枣汤、控涎丹、五苓散、己椒苈黄汤等。

推荐方药：葶苈大枣泻肺汤合五苓散加减

药物组成：葶苈子30 g，桑白皮30 g，制半夏9 g，猪苓15 g，茯苓皮30 g，桂枝9 g，车前子15 g，白芥子9 g，生白术30 g，枳壳9 g，半边莲15 g，半枝莲15 g，龙葵30 g，猫人参30 g，大枣15 g。

b.阴虚内热型

治则治法：滋阴清热、宣肺止咳

主方：沙参麦冬汤泻白散方加减。

推荐方药：沙参麦冬汤泻白散方加减

药物组成：沙参10 g，麦冬15 g，玉竹15 g，天花粉15 g，桑白皮15 g，地骨皮15 g，甘草6 g。

用法：采用煎药机复煎2次，混合药液至300 mL，早晚两次分服。若病程久加虫类药如地龙、全蝎、蜈蚣。

（2）中药注射液胸腔内注射

治疗药物：榄香烯注射液

用法：榄香烯注射液按体表面积200~400 mg/m²，于抽出胸腹水后胸腔内注射，每周1~2次；

胸腔灌注方法：采用胸腔置管引流胸腔积液，尽可能缓慢排净胸腔积液至引流量<100 mL/h或B超提示证实胸腔积液引流干净，注入前常规加地塞米松5~10 mg和2%利多卡因5 mL，中药制剂通过引流管进行缓慢注入，注射完毕后夹闭。嘱患者2小时内不断变换体位以促进灌注的药物能够均匀分布及接触吸收。

（3）艾条灸

主穴：神阙穴（肚脐，在脐区，肚脐中央处）、患侧肺区

功效：温中散寒理气

（4）中药封包治疗

药物组成：芒硝200 g，生大黄粉100 g，冰片5 g。

操作：将上述药物混匀装入30 cm×30 cm 纱布袋，置于定制的治疗背心内衬网状口袋中，固定并均匀贴敷于胸腔积液体表投影位置（若两侧均有胸腔积液，则敷于积液量较多的一侧）。每日用1次，每次维持4~6小时，连续治疗7天。

（四）护——恶性胸腔积液的调护

根据患者的饮食习惯和口味，给予营养丰富的高蛋白、高热量、易消化饮食，少食多餐，为保持大便通畅可补充纤维素，可适量食用温性的瓜果蔬菜，补充各维生素，增强其免疫能力及抵抗能力；注意休息，适当活动，胸闷气急患者取半卧位休息，恢复期适当活动；做好呼吸功能锻炼，鼓励患者在胸腔置管引流术后进行深呼吸、腹式呼吸、缩唇式呼吸，减少术后并发症的产生；中药贴敷加艾灸治疗适用于偏寒型的患者。

（五）生——恶性胸腔积液的治疗目标

MPE的诊断一旦明确，应尽早考虑姑息治疗。对患者的原发病、症状、一般情况及预期生存时间进行全面评估，然后再制定治疗方案。治疗的主要目的是减轻呼吸困难。MPE的治疗包括全身治疗、局部治疗、外科治疗，需要联合多学科确立全身与局部治疗结合的治疗方式，以解决主要矛盾——"缓解症状"为导向的治疗目标。中医药作为MPE综合治疗的重要组成部分，提倡选择或合并使用具有抗癌作用的药物组成专方专药综合治疗，能在一定程度上缓解症状，最终提高患者的生活质量，延长患者生存时间。

五、恶性腹腔积液

恶性腹腔积液（malignant ascites，MA）是指原发于腹膜的恶性肿瘤以及其他部位的恶性肿瘤转移至腹膜引起的腹腔积液，是恶性肿瘤的常见并发症，提示该类患者往往已经处于疾病晚期，预后不良。恶性腹腔积液最常见于卵巢癌，其次是肝胆胰肿瘤和胃癌。MA在恶性肿瘤患者的疾病管理中极具挑战，患者预后较差。MA常规治疗方法有腹腔穿刺术、药物治疗、腹腔内/全身化疗、留置腹膜导管、腹膜静脉分流术、营养支持等。

（一）评——恶性腹腔积液的整合评估

1.评病——MA诊断要点及适应范围

（1）诊断要点

根据病史、临床表现、腹水脱落细胞和腹部影像学检查诊断恶性腹腔积液。MA诊断要点包括：①恶性肿瘤病史；②少量腹腔积液时患者可无明显症状和体征；中等量以上腹腔积液患者常可出现腹胀、轻度的呼吸困难；不同程度的下肢浮肿、移动性浊音阳性；③B超/CT/MRI可见腹腔积液及原发病灶；④恶性腹水蛋白质含量>30 g/L，血清-腹水蛋白梯度（SAAG）<1，乳酸脱氢酶（LDH）>8.35 μmol/L，腹腔积液LDH/血清LDH比值>1，癌胚抗原（CEA）>15 μg/L；⑤腹水细胞学检查可能发现肿瘤细胞。

（2）MA中医治疗适应范围

恶性腹腔积液属中医的"鼓胀"的范围。按照中医辨证论治的原则，在恶性腹腔积液的全程，均可使用中医药治疗，尤其是中药外敷治疗疗效显著。对于恶性腹腔积液合并严重脏器功能受损、腹腔感染、电解质紊乱的患者，不适宜中医治疗。在治疗过程中要反复评估，尤其是关注患者生命体征和水电解质酸碱平衡，若出现生命体征不平稳或呼吸困难，电解质紊乱，建议转科。

2.评因——MA中医辨识

（1）中医病因病机

MA患者多为中晚期恶性肿瘤患者，根据其临床表现属于中医的"臌胀"范畴。其发病与肺、肝、脾、肾四脏失调有关，主要为气结、血瘀、水饮停于腹内所致，早期多偏实，以气滞湿阻或湿热蕴结为主，晚期脏腑功能失调，气血水壅滞腹中而不化，呈现瘀热互结，肝肾阴虚，脾肾阳虚之象。临床上往往表现虚实夹杂、本虚标实之证。

（2）中医治则治法

治疗原则以"行气、利水、消瘀化积"为主。实际治疗中应根据患者症状及一般情况的差异，辨明寒热，选取不同的治疗方法。

3.评证——MA辨证分型

（1）气虚寒凝型

主症：神疲、乏力，畏寒，腹大胀满或不舒，按之如囊裹水，甚则颜面微肿，下肢浮肿，饮食减少，脘腹痞胀，得热稍舒，周身困重，小便短少，舌质胖淡紫，舌苔白腻，脉缓。

（2）湿热瘀结型

主症：腹大坚满，脘腹撑急，烦热口苦，渴不欲饮，小便赤涩，大便秘结或溏垢，或脉络怒张，胁腹刺痛，舌尖边红，苔黄腻或兼灰黑，脉象弦数，或有面目肌肤发黄。

（二）扶——恶性腹腔积液的控症治疗

制定个体化姑息治疗方案。根据患者腹腔积液的量、生长速度、预期生存时间、体力状况评分、家庭经济状况以及患者意愿，综合考虑给予局部治疗或全身治疗方案。限制钠盐摄入，纠正低蛋白血症，使用利尿剂，抗感染，纠正电解质紊乱，腹腔积液影响患者生活质量时使用腹腔穿刺引流腹腔积液等其他姑息治疗方法。控瘤药物（化疗药、抗血管生成药）的腹腔灌注或热灌注是重要的局部治疗措施。

（三）控——恶性腹腔积液的中医治疗

1.中医利水治疗

（1）中药口服

a.气虚寒凝型

治则治法：温阳散寒，行气利水。

主方：实脾饮、胃苓散、五苓散、济生肾气丸、真武汤加减

推荐方药：实脾饮

药物组成：白术 12 g，茯苓 15 g，厚朴 10 g，木瓜 10 g，大腹皮 30 g，干姜 6 g，熟附子 6 g，木香 10 g，草

果10 g，五加皮20 g，土鳖虫10 g，炙甘草5 g。

b.湿热瘀结型

治则治法：清热利湿，化瘀逐水

主方：中满分消丸、茵陈蒿汤、调营饮加减

推荐方药：中满分消丸合茵陈蒿汤

药物组成：中满分消丸：白术、炙甘草、猪苓、姜黄、白茯苓、泽泻、橘皮、知母、黄芩、半夏、枳实、厚朴、焦栀子、地龙各10 g，茵陈30 g，砂仁、黄连各6 g。

用法：采用煎药机复煎2次，混合药液至300 mL，早晚两次分服。

（2）穴位敷贴

行气活血利水方

基础方药：腹水消方

药物组成：黄芪、桃仁、大腹皮、桃仁、红花各50 g，莪术、芫花、甘遂各40 g，细辛、丁香各20 g，乳香、没药各30 g。

用法：中药碾磨成粉，过80目筛，取重15 g，加蜂蜜、甘油调成糊状，取纱布，将药糊均匀涂抹在纱布上，药物厚度1~2 mm，面积8 cm×8 cm，外敷于神阙穴、关元穴、气海穴、双天枢穴、双大横穴。每次贴敷時长为4小时。

（3）针刺技术

针刺治疗以温肾阳为主，加以健脾理气除湿，使湿邪从小便而解。穴位多选取腹募穴，局部取穴为主，远近配穴。

主穴：京门、章门、气海、关元、中极、水道、归来、府舍、中脘、阴陵泉

配穴：湿热内扰型加期门、腹结、大横；阳虚不化型加命门、内关；脾虚者加足三里；肾虚加肾俞与太溪。

针刺方法：见第四章肿瘤相关并发症的针灸治疗。

2.偏寒型MA的中医治疗

（1）穴位敷贴

温阳利水方

基础方药：实脾散或真武汤加减

药物组成：黄芪30 g，猪苓、桃仁、红花各9 g，薏苡仁、车前子各15 g，艾叶30 g，苍术40 g，丁香15 g，乌药10 g，干姜15 g，乳香25 g，没药25 g，吴茱萸15 g，透骨草25 g。

（2）艾条灸

选穴：神阙、关元、气海、中极、肺俞、脾俞、肾俞、三焦俞、中脘、水分、石门

功效：温中散寒，理气逐水

（3）隔药脐灸

取穴：神阙穴（肚脐，在脐区，肚脐中央处）

用药：大黄 10 g，甘遂 6 g，黄芪 50 g，附子 15 g，桂枝 15 g，细辛 10 g，川椒目 10 g，牵牛子 15 g，牵牛子 30 g，白术 30 g，龙葵 30 g。

功效：温中散寒，峻下逐水

灸法：隔药灸。将药物研细末，每次取 5 g，敷于神阙穴，上置刺有小孔的生姜片，再将适量艾绒置于姜片上，点燃灸之，局部热度以患者能忍受为度，过热则换姜片，反复操作，每次灸30分钟。

注意事项：①艾条上火后不随意触碰，以免滑倒烫伤；②艾灸后 1 小时内不能用冷水洗手或洗澡；③饭前饭后一小时不宜温灸；心跳过快禁止艾灸；过饥、过饱、酒醉禁灸；孕妇禁灸。

3.偏热型MA的中医治疗

中药封包治疗

药物组成：皮硝（无水芒硝）400 g，大黄粉200 g，

冰片 10 g。

制备：上方药物混匀，装入 30 cm×15 cm 长方形棉布袋。

用法：棉布袋平摊于患者腹部，每次敷 1 小时，每日 2 次，治疗 2 周为 1 疗程。

(四) 护——恶性腹腔积液的调护

腹腔积液患者脾胃虚弱，应忌生冷、油腻、辛辣、酒热食物，可进食易消化、少油腻的食物；偏寒型患者更应减少寒性食物的摄入；腹腔积液形成后当限制食盐摄入，低盐或无盐高蛋白饮食，控制稳定后可缓慢增加食盐摄入；常吃新鲜蔬菜，保持大便通畅；适当活动，在抽液时卧床休息，保证充足的睡眠，保存体力，避免受凉，尤其注意腹部保暖；无抽液时适当运动，恶性腹腔积液患者常伴有腹腔转移适当活动能增强肠蠕动避免便秘甚至梗阻产生；保持心情舒畅，疏通失望心理和郁怒等不良情绪，可通过静坐、冥想或者入定的方法避免负性情绪，调节身心健康；艾灸适用于偏寒型的患者。

(五) 生——恶性腹腔积液的治疗目标

MA 的治疗主要是通过全身或腔内治疗的方法缓解症状。需要根据对患者的原发病、症状、一般情况及预期生存时间进行全面评估，再制定治疗方案。日新月异的诊疗技术的发展，也意味着MA的治疗方式存在突破与改进。建立诊疗规范，确立以解决主要矛盾——"缓解症状"为导向的治疗目标。中医药作为MA综合治疗的重要组成部分，能在一定程度上改善患者临床症状，最终提高患者的生活质量，延长患者生存时间。

六、肿瘤相关深静脉血栓

肿瘤相关静脉血栓栓塞症（tumor-associated venous thromboembolism，TAVTE）指恶性肿瘤患者合并静脉血栓栓塞症（venous thromboembolism，VTE），发病率为4%~20%。肿瘤患者VTE的发生率比非肿瘤患者高4~7倍，且呈逐年上升趋势。VTE为肿瘤的重要并发症之一，其中肺栓塞是导致肿瘤患者死亡的重要原因之一。中医药在防治肿瘤相关静脉血栓栓塞症方面疗效肯定，体现了中医药治未病和既病防变的理念。

（一）评——肿瘤相关深静脉血栓的整合评估

1.评病——TAVTE的中医治疗适应证

TAVTE多表现为下肢深静脉血栓形成，临床上分为急性期、慢性期及下肢深静脉血栓形成综合征。急性期血管炎症反应明显，表现为广泛性肿胀、胀痛或剧痛，浅静脉怒张，皮肤微血管扩张，伴有发热。或患肢皮炎、溃疡并发感染，或并发血栓性浅静脉炎，红肿热痛；慢性期表现主要系急性下肢深静脉血栓形成炎症消退之后，血栓形成，静脉阻塞，表现为患肢广泛性肿胀、轻度胀痛、沉重，浅静脉和皮肤微小血管扩张，不发热；下肢深静脉血栓形成综合征，包括下肢静脉曲张、下肢肿胀、湿疹性皮炎、皮肤色素沉着、下肢继发感染、下肢慢性溃疡等。无论何种分期的肿瘤相关静脉血栓栓塞症，中医药采用活血通络、软坚散结、健脾益气的方式，均可获得较好效果。

2.评因——TAVTE的中医病因病机

TAVTE属中医学的血瘀证疾病。中医认为气滞不舒，营卫失调，阳气不能达，以致寒凝痹阻，经络不畅，治法必求温阳散寒活血通络。

3.评证——TAVTE的辨证分型

结合疾病发生、发展过程中不同病变时期的病理变化，可以将其分为如下三个证型辨证治疗。

（1）湿热下注型

临床表现：患肢红肿热痛，皮肤血管扩张，伴有发热。口干、口苦，舌质红绛，舌苔白腻或黄腻，脉滑数或洪数。多见于下肢深静脉血栓形成急性期。

（2）痰瘀互结型

临床表现：患肢肿胀、痛较轻，血管呈硬索条状；皮肤色素沉着，呈棕褐色或青黑色，坚韧紧硬。舌质红绛或紫暗，舌苔白，脉弦涩。常见于下肢深静脉血栓形成慢性期。

（3）脾肾阳虚型

临床表现：倦怠无力，肢体胀痛，朝轻暮重，腰酸畏寒；或小腿皮肤溃疡，创面肉芽淡白，脓液清稀，胃纳减退，不思饮食，口不渴。舌质淡，苔薄白，脉沉细。常见于下肢深静脉血栓形成综合征。

（二）扶——肿瘤相关深静脉血栓的控症治疗

一般处理原则：卧床休息，抬高患肢。病情缓解后可以进行轻度的活动。起床活动时用医用弹力绷带或者穿弹力袜。也可以用利尿剂，溶栓剂，抗凝剂等药物治疗。如果是中央性的血栓，可以考虑腔内置管溶栓，球囊扩张，支架植入术等手术治疗，平时应加强凝血功能监测。

（三）控——肿瘤相关深静脉血栓的中医治疗

对于TAVTE的控制，既要辨证论治，又要遵循活血化瘀法的治则。

1.治疗药物

（1）中药方剂

a.湿热下注型

治则治法：清热利湿、活血化瘀

推荐方剂：四妙勇安汤加减

药物组成：金银花 90 g，玄参 90 g，当归 60 g，甘草 30 g。

b.痰瘀互结型

治则治法：活血通络、软坚散结

推荐方剂：舒脉汤加减

药物组成：黄芪 30 g，夏枯草 30 g，土元 9 g，当归15 g，赤芍 15 g，丹参 15 g，桑寄生 15 g，元参 15 g，海藻 15 g，橘核 15 g，僵蚕 15 g，牡蛎 30 g，水蛭 9 g，地龙 9 g，半夏 9 g。

c.脾肾阳虚型

治则治法：温肾健脾、利湿通络

推荐方剂：温阳健脾汤加减

药物组成：山药 15 g，莲肉 10 g，菟丝子 10 g，续断 10 g，熟地 15 g，覆盆子 10 g，白术 10 g，茯苓 10 g，

淫羊藿 12 g，仙茅 10 g。

（2）中药注射剂

具有活血通络的中成药和中药注射液均可使用。

（3）中医外治法

a.熏洗法

熏洗法在下肢深静脉血栓的防治中应用广泛，该法借热力和药力直接作用于病变局部，具有活血通脉之功，可有效促进患肢侧支循环的建立、促进患肢静脉和淋巴回流等作用。可选用上述内服汤剂处方，也可选用补阳还五汤、血府逐瘀汤、四妙勇安汤等进行熏洗，1次/天，30分钟/次。

b.外敷法

外敷法主要用于缓解下肢深静脉血栓或浅表血栓性静脉炎出现红、肿、热、痛等症状。可将膏剂、中药汤剂或中药药渣直接于患肢外敷，选用金黄膏、如意金黄散或冰硝散（冰片、芒硝）等，消肿止痛效果显著。

（四）护——肿瘤相关深静脉血栓的调护

在中医"治未病"思想指导下，药食同源可选用黄芪、茯苓、山药以偏于益气，红枣、枸杞、当归以偏于补血，陈皮、砂仁以偏于行气散结，玫瑰花以偏于疏肝解郁，三七粉以偏于活血化瘀。此外，患者还需要养成良好的饮食习惯，避免进食生冷油腻；同时，进行适量的运动，推荐小强度有氧运动如太极拳、五禽戏；另外，调节情志，疏肝解郁，可使血脉调达，对预防血栓形成有一定作用。

（五）生——肿瘤相关深静脉血栓的治疗目标

针对恶性肿瘤合并TAVTE患者的防护是临床需关注的问题，了解疾病发生发展的本质，明确虚实，辨证施护，可根据理化检查预测患者的高凝状态，以便及早对患者采取相应的治疗措施，防止栓子脱落形成栓塞而危及生命，最终，提高患者生活质量，延长患者生存时间。

七、恶性溃疡及窦道

恶性溃疡及窦道是恶性肿瘤的常见并发症。其中恶性溃疡主要指恶性肿瘤侵犯皮肤并穿透上皮形成突出结节性的损伤或伤口浸润皮肤形成凹陷型的破溃性损伤，常常合并感染和坏死，引起患者疼痛和发热。临床上对于恶性溃疡的治疗，早期以广泛彻底切除病灶为首选的治疗方法，必要时联合中医外治及局部放疗，可抑制癌性细胞扩散。此外保持创面清洁干燥，是促进其愈合的关键环节。

皮肤窦道是由机体的软组织出现感染和坏死，然后经体表排出体外，在这个过程中形成了一个开口于体表的，而且不与体内空腔脏器相通的潜性盲管。临床上对于窦道的治疗，以及时清创安置引流管为主，瘘孔可自行愈合；对于无法自行愈合的，需行手术治疗。另外，由于常有液体自瘘孔处外流，也需要注意保持伤口清洁，及时行抗感染处理。

（一）评——恶性溃疡及窦道的整合评估

1.评病——恶性溃疡及窦道分级及中医治疗适应证

恶性溃疡及窦道均属于中医外科疾病范畴，多由气血凝滞，经络阻塞，热盛肉腐化脓所致。治疗上以外治为主，必要时配合辨证内治。中医外科传统的丸、散、膏、丹等外用药物对其治疗，效果显著。凡是出现恶性溃疡及窦道，伴随发热、发红、肿胀、疼痛、流脓流液的均是中医治疗的适应证。后期如恶性溃疡及窦道经久不愈，严重影响了患者的生活质量，中医治疗也有较好的效果。

2.评因——恶性溃疡及窦道的中医病因病机

恶性溃疡的病机多见于久病正虚，气血瘀滞，营卫不和，肌肤失养则演变为皮肤溃疡，加之外感贼邪。另外化疗及靶向药物的不良反应，在内损精耗血，在外伤其肌表，放化疗还易致脾胃损伤，健运失司不能生养气血而发展为疮疡。窦道是一种只有外口而无内孔相通的病理性盲管，多由手术创伤，或局部残留异物，或兼有邪毒侵袭，导致局部气血凝滞，蕴蒸化脓，溃破成漏。

3.评证——恶性溃疡及窦道的辨证分型

恶性溃疡及窦道中医分为实证和虚证，实证主要包括：疮口脓血淋漓，疮周红肿热痛，或瘙痒不适；可伴有轻度发热；舌苔薄黄或黄腻，脉数。虚证主要包括：疮口脓血稀薄，肉芽色淡不泽；伴面色萎黄，神疲倦怠，纳差寐少；舌淡苔薄，脉细。

（二）扶——恶性溃疡及窦道的控症治疗

恶性溃疡及窦道的治疗，主要以抗感染、手术切除、加强换药为主，辅以负压吸引、物理治疗等。

一般以促进血液循环，改善创口局部微循环为主。如需增强患者免疫力可使用重组人白介素、重组人粒细胞刺激因子、地塞米松等免疫疗法，对症使用抗炎抗菌，此外还可以以补充维生素、营养支持治疗等。

（三）控——恶性溃疡及窦道的中医治疗

对于恶性溃疡及窦道的控制，按照中医外科疾病的发生发展过程，确立消、托、补三个总的治疗原则。消法，主要是运用不同的中医外治方药，使肿疡得到消散，不使邪毒结聚成脓，可采用膏药外敷、散剂外治、洗剂外用等。同时重视托法和补法，以补益气血治疗为主，多使用补益的药物，恢复其正气，助养其新生。现将部分外治方药总结如下。

（1）膏药外敷

a.太乙膏

临床表现：适用于恶性溃疡初起，局部红肿热痛，身热，苔薄黄，脉数有力等阳证。

治则治法：消肿、清火、解毒、生肌

推荐方药：没药6g，黄丹150g，樟丹3g，麝香3g，乳香6g。

用法：隔火炖烊，摊于纸上，随疮口大小敷贴患处。

注意事项：用于外疡初起时，宜敷满整个病变部位。若毒已结聚，或溃后余肿未消，宜敷于患处四周，不要完全涂布。敷贴应超过肿势范围。疼痛无热，口不渴等阴证忌用，以免寒湿痰瘀凝滞不化。

b.阳和解凝膏

临床表现：适用于恶性溃疡，疼痛无热，口不渴，舌淡苔白，脉沉细等阴证。

治则治法：温经和阳、祛风散寒、调气活血、化痰通络。

推荐方药：鲜牛蒡草480 g（或干品120 g）；鲜凤仙透骨草40 g（或干品10 g）；生川乌20 g，桂枝20 g，大黄20 g，当归20 g，生草乌20 g，生附子20 g，地龙20 g，僵蚕20 g，赤芍20 g，白芷20 g，白蔹20 g，白及20 g，川芎10 g，续断10 g，防风10 g，荆芥10g，五灵脂10 g，木香10 g，香橼10 g，陈皮10 g，肉桂20 g，乳香20 g，没药20 g，苏合香40 g，麝香10 g。

用法：本品为摊于纸上的黑膏药，加温软化，贴于患处。

注意事项：局部红肿热痛等阳证忌用，以免助长火毒。药敷后干燥之时，宜时时用液体湿润，以免药物剥落及干板不舒。

（2）散剂外治

a.敛疮散

临床表现：疮面大量脓性渗出以及疮口经久不愈等。

治则治法：消肿散结，敛疮生肌

推荐方药：生半夏30 g，胆南星30 g，重楼30 g。

用法：将生半夏、胆南星、重楼粉碎成细末，过细筛后按1：1：1比例混匀即可。使用前先将疮面按外科常规进行清创处理，清除坏死肉芽组织及脓性分泌物，后用康复新液再次清洗，处理后将敛疮散干粉在疮口基底部进行填塞，充分接触各部位疮面，避免出现缝隙，预防窦道产生，填塞后纱布覆盖固定，每日换药1次。

注意事项：因药物刺激疮面可产生较剧烈疼痛，可嘱患者清创前45分钟使用吲哚美辛栓剂纳肛，以减轻疼痛。

b.祛腐生肌散

临床表现：凡溃疡初期，脓栓未溶，腐肉未脱，或脓水不净，新肉未生的阶段。

治则治法：拔毒生肌，化脓去腐

推荐方药：升丹60 g，轻粉9 g，制乳没（各）30 g，血竭15 g，儿茶9 g，煅石膏60 g，煅龙骨30 g，煅珍珠母30 g，冰片3 g。

用法：以上诸药，共研细末备用。开始外治前，先探查窦道，尽量清除出窦道内的线结或其他异物，然后根据窦道的深浅及大小，将祛腐生肌散与拔毒生肌膏油纱条表面拌匀，缓慢塞入窦道中，每日换药1次。如窦道脓性分泌物显著减少，见有新鲜肉芽组织生长，则直接用拔毒生肌膏油纱条换药，直至窦道愈合。

注意事项：溃疡初期忌用。

（3）外用洗剂

a.三黄洗剂

临床表现：一切恶性皮肤溃疡溃烂流液处

治则治法：清热止痒

推荐方药：大黄15 g，黄柏15 g，黄芩15 g，苦参15 g。

用法：加入蒸馏水100 mL，医用苯酚1 mL，摇匀，以棉签蘸搽患处，每日多次。

b.中成药外用

可选用京万红软膏外敷或新癀片、六神丸碾末外敷。对于慢性溃疡创面，艾灸有助于伤口愈合。

（四）护——恶性溃疡及窦道的调护

恶性溃疡及窦道的疾病护理，以配合创面清洁及干燥为主，注意发现无菌敷料渗液，及时更换；还可采用负压拔罐。同时指导患者穿着宽松的棉质衣服，避免搔抓皮肤或涂抹护肤品，减少对放射野皮肤的刺激，造口袋里的引流液较多时及时倾倒，以免久置引起窦道周围皮肤的刺激或感染。禁用肥皂擦洗或热水浸浴，禁用酒精等刺激性消毒剂，避免冷热刺激，避免阳光直晒等，保持规律的生活作息时间及轻松稳定的心态，保持溃疡区干燥，避免剧烈运动或过度保暖引起出汗。

（五）生——恶性溃疡及窦道的治疗目标

恶性溃疡及窦道的治疗需要以规范先行，掌握前沿，个体论治为原则，在临床实践中不断提高加强，中西医整合。中药制剂的调配是取效的重要环节，注重中医药的全程干预，以提高患者生活质量和延长生存时间为治疗目标。

八、淋巴水肿

淋巴水肿是一种因自身或者外部因素导致淋巴回流受阻，机体代偿不足，引起局部组织水肿、脂质沉积和纤维化增生的慢性疾病。临床以肿瘤术后、放化疗后继发性引起的淋巴水肿最常见，占淋巴水肿的11.5%~54%。淋巴水肿多表现为肢体肿胀、沉重、疼痛、皮肤粗糙等症状，日久会引起肢体畸形、功能活动障碍、焦虑、抑郁等身心问题。目前主要治疗方法包括手术治疗、药物治疗、综合消肿疗法、运动疗法等，然而淋巴水肿无法治愈，迁延复发，严重影响了患者的生活质量和身心健康。因此缓解症状、延缓病情进展、恢复淋巴回流、提高患者生活质量成为临床治疗淋巴水肿的主要目标。中医药疗法源远流长、独具特色，多采用中药内服与外治、针刺、艾灸、推拿等综合治疗，在临床上取得了显著的治疗效果。

（一）评——淋巴水肿的整合评估

1.评病——淋巴水肿中医治疗的适应证

淋巴结水肿主要表现为患肢肿胀、疼痛，伴随出现沉重、疲劳感、皮肤色素沉着和感觉异常等一系列症状。查体可出现Stemmer征、Pitting征。淋巴水肿目前尚无统一的标准，根据相对体积改变（relative volume change，RVC）的值来诊断淋巴水肿。此外，淋巴水肿还通过臂围测量法、水置换法、专业设备Perometer来测量肿胀肢体体积变化。淋巴水肿还可以通过同位素淋巴造影或淋巴核素造影、

血管超声和静脉造影、MR淋巴成像、近红外荧光成像等影像学检查进行评估。

国际淋巴学会将淋巴水肿分为4期。0期：潜伏或亚临床期，尽管淋巴运输受损，但患肢肿胀等主观感受

不明显，双侧肢体体积相差<20%。仅有个别患者表现为间歇性疼痛、疲劳、患肢沉重等，但尚未出现明显水肿，这种状况可能存在数月或数年。1期：组织液淤滞的早期，蛋白质含量相对较高（与静脉水肿相比），水肿随肢体抬高而消退，可凹性可能存在。双侧肢体体积相差20%~40%。2期：早期可凹性存在，但抬高患肢后无法消退，后期出现组织纤维化，可凹性可存在或不存在。3期：双侧肢体体积相差>40%，淋巴液淤滞，出现营养性皮肤变化，皮肤褶皱形成，角化过度，脂肪沉积，疣状皮肤增生。该期也被称为淋巴性象皮病，可致肢体畸形甚至严重伤残等并发症。

淋巴水肿多出现肿瘤后期或康复期，此时患者经历手术、放化疗等治疗后。凡是出现淋巴水肿，伴有肢体肿胀疼痛、活动功能障碍、疲劳沉重感、焦虑抑郁等一系列不适，均为中医药治疗的适应证。

2.评因——淋巴水肿中医病因病机

淋巴水肿是中医水肿病的一种特殊类型，中医学认为淋巴水肿的病位在三焦，与肺、肝、脾、肾四脏关系密切，病理性质本虚标实、虚实夹杂，病理特点可归结为阳化气不足，阴成形太过，致瘀血、水湿、痰饮等邪气停聚导致三焦水液运行不畅，发为水肿，所以治疗重在通利水道，温化三焦之气化。

3.评证——淋巴水肿的辨证分型

根据病因病机的特点，淋巴水肿以虚实寒热辨证，以除湿消肿为基本治则，虚则补之，实则泻之，寒者温之，热者清之，随证施治。淋巴水肿以水饮停聚、泛溢肌肤为基本病机，依据其发病的特点和临床表现，其证候可分为虚证、实证两种。虚证主要是脾肾阳虚证，表现为患肢肿胀，按之凹陷，神疲乏力，腹胀纳呆，畏寒怕冷，腰膝酸软，腹痛隐隐，喜温喜按，舌淡，苔薄，脉沉细。实证主要表现为痰瘀互结证，主要表现为慢性起病，非凹陷性水肿，皮肤改变，日益增厚，苔藓样或枯皮样变，疣状增生，舌紫暗，舌上有瘀斑或瘀点，苔腻，脉涩。

（二）扶——淋巴水肿的控症治疗

淋巴水肿依据淋巴水肿的病情轻重，以重建淋巴通道和减轻淋巴负荷为原则。常采取保守治疗和手术治疗。保守治疗包括物理治疗和药物治疗，其中物理治疗有运动疗法、徒手淋巴引流、弹力绷带环形包扎疗法、综合消肿疗法、热疗技术等，手术治疗主要有生理性淋巴引流术、病变组织切除术等。如是盆腔疾病，或者静脉栓塞所致，针对原发病的治疗最为关键。

（三）控——淋巴水肿的中医治疗

淋巴水肿多见于四肢，部分可见于面部、生殖器和臀部。早期为凹陷性水肿，晚期由于纤维化和脂肪沉积变为非凹陷性水肿，常伴有感觉异常，表现为无疼痛，患处主要为酸胀、麻木、沉重感。中药内服、外治均能够有效地控制症状。

1.中药内服

（1）虚证——脾肾阳虚证

临床表现：患肢肿胀，按之凹陷，神疲乏力，腹胀纳呆，畏寒怕冷，腰膝酸软，腹痛隐隐，喜温喜按，舌淡，苔薄，脉沉细。

治则治法：健脾温肾，利水消肿

推荐方药：四君子汤合猪苓汤加减

药物组成：太子参15 g，炒白术15 g，山药15 g，猪苓15 g，茯苓皮15 g，泽泻10 g，桂枝10 g，淫羊藿10 g，杜仲10 g，炙甘草6 g。

用法：煎药机煎药2次，混合药液至250 mL，加热至37℃，每日2次。

（2）实证——痰瘀互结证

临床表现：慢性起病，非凹陷性水肿，皮肤改变，日益增厚，苔藓样或枯皮样变，疣状增生，舌紫暗，舌上有瘀斑或瘀点，苔腻，脉涩。

治则治法：健脾化痰，活血通络

推荐方药：桃红四物汤合四君子汤加减

药物组成：桃仁10 g，红花10 g，川芎10 g，熟地15 g，当归10 g，赤芍10 g，党参15 g，白术10 g，茯苓10 g，炙甘草6 g。

用法：煎药机煎药2次，混合药液至250 mL，加热至37℃，每日2次。

2.外治疗法

（1）中药外敷

常以选用活血、通络、逐水等方药为主，例如：艾叶10 g，当归10 g，桂枝10 g，羌活10 g，伸筋草10 g，冰片5 g，泽兰6 g，牵牛子6 g，络石藤10 g，三棱10 g，莪术10 g，桑枝10 g加减组成。

（2）熏洗疗法

常以选用活血、通络等方药为主，例如：桃仁15 g，红花10 g，透骨草10 g，鸡血藤10 g，威灵仙10 g，桂枝

10 g，老鹳草 10 g，细辛 5 g，川芎 10 g，桂枝 10g加减组成。

（3）艾灸

取穴：上肢阿是穴，配合臂臑、曲池、腰阳关、肩贞等腧穴

功效：消肿止痛，行气利水

灸法：温和灸，将艾条点燃两端后放入艾灸盒的固定槽中，悬于相应穴位上进行艾灸，所有部位均以患者自觉微热但无烧灼感，皮肤微微发红为宜，每次治疗半个小时，一周2次，治疗4周。

（四）护——淋巴水肿的调护

淋巴水肿的疾病护理，主要以康复治疗为主。尽早使患者接受有效的主、被动关节活动度训练，适量抗阻训练以及体重管理，能有效改善肢体活动障碍，促进血液及淋巴循环，降低皮下积液、淋巴水肿的发生率。此外，淋巴水肿多出现肿瘤患者手术或放化疗后，此时处于康复期，应注意进食富含蛋白质、维生素、高纤维、易消化的食物，避免辛辣刺激性食物，宜低盐、低脂饮食，限制水钠摄入量，尤其是高血压等有其他慢性病的患者。

（五）生——淋巴水肿的治疗目标

淋巴水肿目前缺乏可治愈的手段，治疗目标以缓解局部症状、延缓病情进展、恢复淋巴回流和提高患者生活质量为主，因此采取以综合治疗为基础的个体化治疗尤为重要。中医药治疗是淋巴水肿综合治疗的重要组成部分，具有辨证施治和因人制宜的特色诊疗思路，在减轻淋巴水肿症状，改善肢体功能障碍方面有一定的优势，但仍需不断探索，制定一个客观化、规范化、疗效评价统一化的体系，以更好地应用于临床。最后疗效实现延长患者生存时间、提高患者生存质量。

第四章

肿瘤相关并发症的
针灸治疗

针灸是改善肿瘤相关症状的重要手段，常用手段有毫针、电针、穴位注射、艾灸等，可用于肿瘤常见症状如抑郁、恶心、疼痛、呃逆、便秘、疲乏等。

一、技术应用范围

（一）适应证

（1）肿瘤术后康复期，病情较稳定的患者

针灸具有良好双向调节作用，通过刺激腧穴后可明显改善机体免疫功能，调整脏腑、恢复阴阳平衡，能有效发挥防治恶性肿瘤、抑制肿瘤生长与转移。

（2）肿瘤放化疗、靶向治疗、免疫治疗等期间

针灸可减轻控瘤治疗副作用、促进术后快速康复、减轻恶性肿瘤并发症、调节肿瘤免疫微环境、提高肿瘤患者免疫力、改善晚期肿瘤患者生活质量的，可贯穿于恶性肿瘤治疗过程的不同阶段，发挥不同治疗目的。

（二）禁忌证

（1）针刺特殊部位

在针刺特殊部位的腧穴时，应严格掌握针刺的深浅、进针角度 后项部内为延髓，不可深刺；胸腹和腰背部，必须掌握分寸，严禁深刺；大血管附近腧穴，操作时要慎重，将血管保护于手指下进针，以免刺伤血

管；乳中、脐中和小儿囟门部位也不宜针刺；孕妇尤其有习惯性流产史者，应慎用。

（2）特殊部位不宜针灸

妊娠期妇女的腰骶部和下腹部，睾丸、乳头、阴部以及颜面部不宜直接灸，以免形成瘢痕；皮薄肌少处和关节处不宜直接瘢痕灸。

（3）特殊状态

对于大醉、大怒、大劳等状态，不宜立即针刺，必须待其恢复后再行针刺。

（4）存在皮肤疾患不宜针灸

患有严重的过敏性、感染性皮肤病、皮肤溃疡、皮肤肿瘤者，不宜在患部直接针刺；

（5）凝血机制障碍的患者

存在凝血机制障碍的患者，禁用针刺。

二、技术分类

针灸包括针刺和艾灸，针刺有普通针刺、皮内针、电针等治疗方式，艾灸有直接灸、隔物灸等治疗方式。

（一）针刺

1.普针

当刺入一定深度时，患者局部产生酸、麻、胀、重等感觉或向远处传导，即为"得气"。得气后调节针感，一般留针10~20分钟。在针刺及留针过程中，密切观察有无晕针、滞针等情况。如出现意外，紧急处理。

2.电针

按毫针刺法进针，得气后，将电针仪输出电位器调至"0"，再将电针仪的两根导线分别连接在两根针柄上。打开电针仪的电源开关，选择适当波形。

（1）密波　其高频脉冲一般在50~100次／秒，能降低神经应激功能，常用于止痛、镇静、缓解肌肉和血管痉挛、针刺麻醉等。

（2）疏波　为低频，其频率为2~5次／秒，刺激作用较强，能引起肌肉收缩，提高肌肉韧带张力，常用于治疗痿证和各种肌肉、关节、韧带、肌腱损伤等。

（3）其他　疏密波、断续波、锯齿波等。

3.皮内针

（1）麦粒型皮内针法

用镊子夹住针身对准穴位，沿皮肤横刺入皮内，针身埋入0.5~1 cm，然后将留在皮肤表面的针柄用胶布固定。

（2）图钉型皮内针法

用镊子夹住针圈，将针尖对准穴位刺入，使环状针柄平整留在皮肤表面，用胶布固定。埋针时间视季节而定，天热一般埋针1~2天；天冷可埋3~7天。埋针期间，每隔4小时左右用手指按压埋针部位1~2分钟，以加强刺激，增进疗效。根据病情，实施相应皮内针刺法。埋针期间，如感觉疼痛或肢体活动受限，应立即起针，适当处理，必要时改选穴位重新埋针。

（二）艾灸

1.直接灸

将艾炷直接放在穴位皮肤上的一种灸法，根据艾炷对皮肤的灼烫程度分为无瘢痕灸、发泡灸、瘢痕灸。

2.间接灸

又称为隔物灸，用物品或药物将皮肤和艾炷分开，间接灸不直接接触皮肤，火力温和，不易灼伤皮肤。根据介质不同，分为隔姜灸、隔蒜灸、隔盐灸、隔附子灸等。

3.艾条灸

将艾条点燃后在穴位或者特定部位进行施灸的办法。

三、改善肿瘤相关并发症的针灸治疗

（一）肿瘤相关抑郁状态

肿瘤相关性抑郁状态（cancer related depression，

CRD）是指在恶性肿瘤过程中出现的病理性抑郁状态或综合征。国内肿瘤患者CRD发病率17.5%~95.3%，国外为12.5%~33.4%。针灸可用于轻中度抑郁状态。

1.评——CRD的整合评估

（1）评——CRD的分级

肿瘤相关抑郁数字评分量表中0-10数字表示抑郁等级（0代表无抑郁；10代表最严重程度；1-3为轻度抑郁，4-6为中度抑郁，7-10为重度抑郁）。

①轻度抑郁：情绪低落，冷漠，无精打采，兴趣减退，整体机能状态无受损；②中度抑郁：所有轻度抑郁症状加重，如偶尔会大哭，烦恼，疲倦，焦虑，社交障碍，食欲紊乱、睡眠障碍，注意力不集中和记忆力下降，性欲减退，自觉沮丧，心烦意乱，整体机能状态轻度受损；③重度抑郁：所有轻度和中度抑郁症状明显加重，有自杀念头，身体机能状态处于最低限度。

（2）评——CRD针灸治疗的适应证

参照中国精神障碍分类与诊断标准（CCMD-3），结合肿瘤诊治过程的心境变化来综合考虑，针灸治疗的适应证如下：①核心症状：心境或情绪低落、兴趣缺乏与乐趣丧失；②心理症状：焦虑、自责、自罪、妄想或幻想、注意力和记忆力下降、自杀观念和行为、思维缓慢和意志行为降低、精神运动迟滞或激越；③躯体症状：睡眠障碍、食欲紊乱、性欲缺乏、精力丧失以及周身疼痛、胃肠功能紊乱、身体不适、头痛与肌肉紧张等。

2.扶——CRD的控症原则

针灸适于控瘤治疗相关抑郁的轻度状态。对中重度，在专科医生指导下联用精神类药物。

3.控——针灸治疗

（1）毫针刺法

主穴：神门、内关、合谷、足三里、三阴交

配穴：肝气郁结型加太冲、期门；痰气郁结型加中脘、丰隆；气郁化火型加曲池、行间、外关；心脾两虚型加心俞、脾俞；肝肾阴虚型加肝俞、太溪。

（2）电针疗法

取穴：合谷、太溪、三阴交、足三里、肾俞、心俞、百会、神门、内关、太冲

（3）艾灸疗法

取穴：百会、神门、内关、太冲、肝俞、足三里、血海、三阴交、中脘

每次温和灸20分钟，1次/天。

（4）耳穴压丸法

选穴：神门、皮质下、三焦、肝、交感、心、肾、内分泌

方法：左右两耳交替使用，每周更替；每穴按揉3~5分钟，1次/天。

（二）化疗相关恶心呕吐

针灸适于轻度化疗所致恶心呕吐（chemotherapy-induced nausea and vomiting，CINV）。化疗早期或适当时机采取针灸方法，针灸某些特定穴位，可预防恶心呕吐发生，或减轻其发生时的程度。

1.评——CINV的整合评估

（1）评——CINV分级

将控瘤药物的致吐风险分为高度、中度、低度和轻微4个等级，对应急性呕吐发生概率分别为>90%、30%~90%、10%~30%和<10%。详见CACA指南相关章节。

（2）评——CINV针灸治疗的适应证

针灸治疗适于高度、中度、低度和轻微4个等级的CINV患者，可与止吐药同时应用。

2.控——CINV的针灸治疗

（1）毫针刺法

选穴：双侧足三里、内关穴

配穴：气海、关元、天枢、公孙、脾俞、胃俞

针刺方法：患者取合适体位，穴位周围皮肤常规消毒。足三里、内关、气海、关元、天枢穴、公孙、脾俞、胃俞垂直进针0.5~1.5寸，足三里、气海、关元、天枢穴予补法用针，内关穴予平补平泻用针，得气后留针30分钟。

在化疗后2小时针刺，连续治疗5天。

（2）穴位注射

选穴：足三里

于化疗前1天开始使用足三里穴位注射胃复安10 mg，连续使用5天。

胃复安针剂10 mg，双侧足三里穴局部消毒，垂直进针0.5~1.0寸，缓慢上下提插，患者感到酸麻胀痛，回抽无血，将药液缓慢注入穴内，每侧5 mg。

（3）隔姜灸

取穴：内关、中脘、神阙、关元、足三里。

方法：每次治疗在化疗前12小时和30分钟以及化

疗后30分钟进行。

隔姜灸治疗方法：将艾绒做成底座直径为1.5厘米、高约1厘米的圆锥状艾炷，将生姜片切成约2毫米厚，在中心处用针穿刺数孔，上置艾炷放在穴位上，点燃，灸3~5壮/次，以皮肤发红发热不烫伤为度，2次/天，7天为1个疗程。

（4）耳穴压丸

主穴：两侧耳穴上神门穴、食管穴、胃穴、贲门穴、小肠穴

配穴：直肠穴或大肠穴

方法：将备用的王不留行籽黏附在0.5厘米大小的医用胶布中央，化疗当日贴压两侧耳穴上；化疗前5分钟按摩所贴压耳穴2~3分钟，使耳郭发热、发红、轻微疼痛即可。冬季每3天更换1次，夏季隔日更换1次，持续至放化疗疗程结束。

（三）癌性疼痛

癌性疼痛（cancer pain，CP）是由肿瘤本身或与肿瘤治疗相关的精神、心理和社会等原因所致疼痛，严重影响患者生活质量。针灸是中医治疗疼痛有效手段之一，对各种原因CP均有很好疗效，在CP中日益发挥重要作用。

1.评——CP的整合评估

对肿瘤患者进行疼痛筛查，在此基础上进行癌痛评估。癌痛评估是合理、有效进行止痛治疗的前提，应当遵循"常规、量化、全面、动态"的原则。详见CACA指南《癌痛》相关章节。

针灸治疗对不同程度的癌痛均适用。CP的针灸治疗在病因治疗、药物治疗基础上进行。病因治疗是针对引起癌痛的病因进行治疗。

2.控——针灸治疗

（1）毫针刺法

主穴：合谷、内关、支沟、关元、足三里、三阴交

配穴：癌性骨痛，配肾俞、阿是穴，深刺留针，痛剧者加施隔姜灸。胸部疼痛选丰隆、少府；胁部疼痛选太冲、丘墟；并配合相应的背俞穴。

针刺方法：患者选合适的体位，穴位周围皮肤常规消毒。合谷、内关、支沟、关元、足三里、三阴交、肾俞穴垂直进针0.5~1.5寸，施提插捻转补泻法，每5分钟行针捻转1次；诸穴均留针30分钟。

隔姜灸：用鲜姜切成直径2~3 cm、厚0.4~0.6 cm的薄片，中间以针刺数孔，然后置于应灸的腧穴部位或患

处，再将艾炷放在姜片上点燃施灸。当艾炷燃尽，易炷再灸，直至灸完应灸的壮数。30分钟/次，1次/天。

（2）温针灸：

主穴：关元、足三里、三阴交。

方法：患者选合适的体位，穴位周围皮肤常规消毒。关元、足三里、三阴交垂直进针0.5~1.5寸，得气后施行捻转提插补泻手法后，留针时将约3cm长短的艾条段直接插在针柄上，点燃施灸，待艾绒或艾条燃尽无热度后除去灰烬。艾灸结束，将针取出。30~40分钟/次，1次/天。

（3）电针：

选穴：足三里、合谷、三阴交、阿是穴。

针刺方法：患者选合适的体位，穴位周围皮肤常规消毒。垂直进针针刺足三里、合谷、三阴交、阿是穴0.5~1.5寸，足三里、阿是穴接电针仪。诸穴均留针30分钟，1次/天。

（四）顽固性呃逆

呃逆是由于膈肌、膈神经、迷走神经或中枢神经等受到刺激后引起一侧或双侧膈肌的阵发性痉挛，持续痉挛超过24小时未停止者，称为顽固性呃逆（intractable hiccup，IH）。针灸治疗呃逆可避免药物的首过效应，简便、安全、经济、有效，具有其他治疗不可代替的优势。

1.评——IH的整合评估

一侧或双侧膈肌阵发性痉挛，持续痉挛超过24小时未停止者。针灸适于顽固性呃逆的肿瘤患者，在临床针对病因治疗基础上，针灸治则为滋补脏腑阴阳，调理紊乱气机，以使清气得升，浊气得降。

2.控——IH的针灸治疗

（1）毫针刺法

主穴：天突、内关（双）、足三里（双）

方法：针刺得气后，根据患者的证候，辨证阴阳虚实，或补或泻，或平补平泻。留针30分钟，每10分钟捻转针1次。留针以患者呃停为止。若2小时内未停者取针，次日再针刺，每日1次。

（2）电针配合耳穴压丸

选穴：内关、足三里、内庭

耳穴：肝、胃、膈、脑点

方法：患者取仰卧位，穴位周围皮肤常规消毒。取双侧内关、足三里、内庭，垂直进针0.5~1.5寸，针刺得气后，接电针仪留针1小时。起针后取一侧耳穴（肝、胃、膈、脑点），用王不留行籽贴压，嘱患者每日至少3次揉压所贴耳穴，一次不少于5分钟。针刺每日1次，耳穴两日换1次，5次为1疗程。

（3）穴位注射

选穴：双侧足三里

方法：双侧足三里穴位注射胃复安注射液，每天2次，连续治疗3天。

用注射器抽取胃复安针10 mg，于双侧足三里穴局部消毒后，垂直进针0.5~1.0寸，缓慢上下提插，待患者感到酸麻胀痛时，回抽无血，将药液缓慢注入穴内，每侧穴位5 mg。

（五）肿瘤相关性便秘

肿瘤相关性便秘（cancer related constipation，CRC），是指肿瘤患者出现的便秘。CRC运用针灸治疗，具较好效果。

1.评——CRC的整合评估

（1）CRC的症状

便秘为每周排便<3次，无稀便，大便硬结或呈团块，或排便费力，或有排便不尽感，排便时有肛门直肠梗阻/堵塞感，或排便时需用手法协助。包括：①粪便性

状；②排便费力；③排便时间；④下坠、不尽、胀感；⑤排便频率；⑥腹胀。

（2）粪便性状

参考Bristol粪便分型标准：Ⅰ型，坚果状硬球；Ⅱ型，硬结状腊肠样；Ⅲ型，腊肠样，表面有裂缝；Ⅳ型，表面光滑，柔软腊肠样；Ⅴ型，软团状；Ⅵ型，糊状便；Ⅶ型，水样便。Ⅳ~Ⅶ型，记0分；Ⅲ型，记1分；Ⅱ型，记2分；Ⅰ型，记3分。

（3）CRC针灸治疗的适应证

适应于肿瘤相关便秘患者。临床治疗目标为缓解症状，恢复正常排便功能，改善患者生活质量。区分功能性便秘和器质性便秘。器质性便秘者，应积极治疗原发病。

2.控——CRC针灸治疗

针刺

主穴：脾俞、胃俞、大肠俞、三阴交、足三里、关元

配穴：伴伤津耗液，食欲下降，配肺俞、尺泽穴，用提插泻法，以增水行舟；化疗期间应用中枢性镇吐药、麻醉止痛剂等抑制胃肠蠕动致使便秘者，用行气之穴太冲、行间穴用提插泻法，以行气运肠，以行舟楫；

化疗药物致肠道神经麻痹，配宽肠行气、益气活血之穴足三里、血海等，用捻转补法。

针刺方法：患者选合适的体位，穴位周围皮肤常规消毒。脾俞、胃俞、大肠俞、三阴交、足三里、关元垂直进针0.5~1.5寸，（根据患者体质适当调整深度），得气后用捻转补法。出现酸、麻、胀针感后，每次留针25分钟，5分钟行针1次。

（六）癌因性疲乏

癌因性疲乏（cancer related fatigue，CRF）是一种由癌症本身或癌症相关治疗引起的包括躯体、情绪和（或）认知等方面疲乏或耗竭的主观感觉。针灸具有疏通经脉、调整脏腑气血、温阳散寒、扶正祛邪之功效。目前国内外研究大多证实了针灸干预CRF具有良好疗效。

1.评——CRF的整合评估

详见CACA指南CRF相关章节。

针灸干预治疗CRF可与控瘤同时进行。缓解癌因性疲乏，并能辅助西医治疗起到增效减毒作用，改善患者生活质量，防止肿瘤进展。应充分认识针灸对癌因性疲乏的治疗优势，以提高患者生活质量。

2.控——CRF针灸治疗

（1）毫针针刺

穴位：百会、关元、气海、风池、足三里、三阴交

针刺方法：患者选合适的体位，穴位周围皮肤常规消毒。根据穴位选择进针相应手法，15分钟/天，每5天为1个疗程，共4个疗程。

（2）艾灸

a.艾条悬灸法

穴位：足三里、血海、太溪、悬钟、气海、关元，每穴位灸10~20分钟，1次/天，4周为1个疗程。

b.隔姜灸

穴位：足三里穴

施以隔姜灸，20~30分钟/炷，3炷/次，1次/天，持续治疗10天，

c.耳穴

穴位：选取肝、脾、胃、神门、交感

每穴按压4~6次，3~5分钟/次，每次贴压一侧耳穴，3天后改为另侧耳穴，两耳交替进行，10次为1个疗程，共计1个月。

（七）术后胃瘫综合征

术后胃瘫综合征（postsugical gastroparesis syndrome，PGS）是常见的消化道肿瘤术后并发症，是以非机械梗阻因素导致的以胃排空障碍为主要特点的功能性疾病。针灸在治疗PGS时可通过刺激腧穴影响胃肌电活动、促进胃肠蠕动、调节胃的运动及分泌功能。

1.评——PGS的整合评估

（1）PGS分级标准

采用国际胰腺外科学研究小组诊断标准进行分级，即排除机械性梗阻等其他问题，术后鼻胃管留置时间>3天或拔出鼻胃管后重新插入以及进食固体食物的时间>7天可诊断为PGS。将PGS分为A、B、C三级。

A级：留置胃管4~7天或重新插入。

B级：留置胃管7~14天或重新插入。

C级：留置胃管>14天或重新插入。

（2）PGS的诊断要点

根据病史、临床表现和评估工具诊断。PGS的诊断要点包括：①病史：有腹部肿瘤手术史；②临床表现：术后7天仍不能进食或拔除胃管后因呕吐等原因而再次置管；恶心呕吐、上腹饱胀、腹痛；每日胃液引流量超过800 mL。③辅助评估检查：经影像学检查排除机械性梗阻、消化道造影显示胃液大量潴留，胃不蠕动或蠕动减缓。④排除因素：不合并导致胃瘫综合征基础疾病。

（3）PGS针灸治疗的适应证

适用于肿瘤术后出现胃瘫的患者。急性胃瘫患者应给予禁食、胃肠减压以减轻胃肠道压力、缓解胃潴留；维持水、电解质稳定及酸碱平衡；慢性胃瘫患者，应改变饮食方式，避免食用大量、高热量、高脂肪及大量膳食纤维食物。

2.控——PGS针灸治疗

（1）毫针针刺

取穴：内关、足三里、上巨虚、公孙

针刺方法：双侧内关、足三里、上巨虚、公孙，采用单手进针法，将毫针快速刺破皮肤，垂直进针深度约1~1.5寸，平补平泻法，当局部出现酸麻胀感表示得气；整个过程留针30分钟，期间每隔10分钟行3次提插捻转手法。

（2）艾灸疗法

a.取穴：神阙、关元、气海、中脘

辨证取穴：有气血两虚征象者加气海、足三里用补法；若见腹痛时拒按，脉细涩，舌见瘀斑瘀点，有血瘀征象者加三阴交、血海用泻法；腹痛加八髎（上、次、中、下）；气虚加气海、中脘；血虚加肝俞、血海；湿胜加丰隆、阴陵泉。

穴位艾灸2次/天，早晚各1次，每次30分钟，连续7天为一个疗程，应用3个疗程。

方法：选准穴位后，采用艾炷隔姜灸法取鲜姜切成薄片，用针刺十余小孔，置放施灸穴位上，再用艾炷放于姜片上点燃艾炷，感觉灼痛时更换艾炷，灸处潮湿红润，按之灼热即停止施灸，每次5~8壮，每日灸1次。

b.取穴：上脘、中脘、神阙穴

方法：施灸5分钟，待局部皮肤温热后将外敷中药敷于以上穴位，再于外敷中药的贴膜上施灸15分钟。

（3）毫针针刺配合电针

取穴：足三里、上巨虚、下巨虚、内关、公孙、三阴交

针刺方法：穴位常规消毒后，足三里、上巨虚、下巨虚等穴用2寸毫针，直刺1~1.5寸，得气后在双侧足三里、上巨虚穴上接电针仪，采用连续波频率，电流大小以患者能耐受为度；内关、公孙、三阴交等穴用1寸

毫针，针尖向上斜刺0.5~0.8寸，得气后行平补平泻手法。留针30分钟，每日1次。5次为1疗程。

（4）穴位注射

取穴：足三里

操作：选取注射器抽取甲钴胺药液5 mg，垂直穴位处皮肤快速刺入皮下，然后慢慢刺入2.5~3 cm，待患者有酸胀等得气感后，将针头回抽一下，如无回血，即可缓慢注入药液。每天注射1次，连续10天为1疗程。

（八）术后肠梗阻

肿瘤术后肠梗阻（post operative ileus，POI）是指术后肠蠕动暂停，导致肠内容物无法通过肠腔而完成转运。是腹部肿瘤手术后的常见并发症。针刺对腹部术后肠梗阻有明确的疗效，其机理可能与调节自主神经功能及肠道活性有关。

1.评——POI的整合评估

（1）POI的诊断要点

根据病史、临床表现和评估工具诊断。POI的诊断要点包括：①病史：有腹部肿瘤手术史；②临床表现：临床表现为腹痛、腹胀、恶心、呕吐、无排气排便等。③辅助评估检查：腹部无膨隆或轻度膨隆，未见异常胃肠蠕动波，腹部无压痛或轻度压痛，肠鸣音消失或减弱；腹平片可见不同程度肠管扩张或散在的气液平面。

（2）POI的分类

a.炎性肠梗阻

多发生于术后早期（术后第7~30天），临床症状以腹胀为主，腹痛不明显；CT检查可见肠管异常扩张、肠腔内有积液、广泛性肠壁增厚，无明显局部肠狭窄部位。

b.麻痹性肠梗阻

多发生于术后24~72小时，有不同程度的肠麻痹。全腹胀，常伴呕吐，呕吐物中无粪味，腹部压痛不明显，肠蠕动减弱或消失。

c.粘连性肠梗阻

术后远期并发症，多发生于术后1个月以后，术后1个月内发生概率很小。以腹胀、肛门停止排气排便为主，腹痛和呕吐相对较轻。

d.机械性或血运性肠梗阻

可发生于术后早期，也可发生于术后1个月以后。多因肠套叠、肠系膜扭转、腹内疝形成所致，须行急诊手术解决梗阻。

针灸治疗可解除局部梗阻和纠正因梗阻引起的全身

生理紊乱。包括纠正水、电解质和酸碱平衡的紊乱，积极预防感染和有效的胃肠减压。适于肿瘤术后炎性肠梗阻、麻痹性肠梗阻、粘连性肠梗阻。机械性或血运性肠梗阻须行急诊手术解决梗阻。

2.控——POI的针灸治疗

（1）毫针刺法

主穴：中脘、天枢、足三里、内庭

配穴：呕吐重者加上脘；腹胀重者加次髎、大肠俞；发热者加曲池；上腹痛者加内关、章门；小腹痛者加气海、关元。

针刺方法：重刺手法，或用电针，留针半小时至1小时。

（2）电针疗法

主穴：双侧中脘、天枢、足三里、上巨虚

针刺方法：患者仰卧位，常规消毒针灸部位皮肤，避开手术切口针刺上述穴位，均行提插捻转补泻法，加电针行疏密波治疗30分钟，每日2次。

（3）耳穴压丸

主穴：脾、大肠、直肠、皮质下、交感

方法：对患者皮肤进行常规消毒，将粘有药籽的胶布固定于穴位上，将食指与中指放置于耳郭前端，耳郭后端放置大拇指，对已粘贴穴位进行双耳交替往复按摩，每日按摩3~4次，每次至少3分钟，治疗持续7天。

第四章　肿瘤相关并发症的针灸治疗

第五章

肿瘤治疗的常用中成药

中成药是治疗恶性肿瘤的重要组成部分，广泛应用于临床，在肿瘤各阶段治疗中发挥着重要作用。

一、控瘤类中成药

（一）艾迪注射液

1.成分

斑蝥、人参、黄芪、刺五加。

2.功能主治

清热解毒，消瘀散结。用于原发性肝癌，肺癌，直肠癌，恶性淋巴瘤，妇瘤等。

3.用法用量

静滴：一次 50~100 mL，以 0.9% 氯化钠或 5%~10% 葡萄糖注射液 400~450 mL，稀释后使用，一日 1 次。30 天为一疗程。

中国中医科学院广安门医院一项多中心临床研究表明艾迪注射液联合一线化疗方案治疗晚期 NSCLC 可以提升患者 2 周期后疾病控制率（DCR）、延长无进展生存期（PFS），对化疗相关的血液系统不良反应有显著保护作用。

（二）华蟾素注射液

1.成分

干蟾皮提取物。

2.功能主治

解毒，消肿，止痛。用于中、晚期肿瘤，慢性乙肝等症。

3.用法用量

肌注：一次2~4 mL，一日2次；静滴：一次10~20 mL，用5%的葡萄糖注射液500 mL稀释后缓缓滴注，用药7天，休息1~2天，四周为一疗程。

中华人民共和国国家卫生健康委员会医政医管局《原发性肝癌诊疗指南（2022年版）》中华蟾素已被推荐用于肝癌手术切除后的辅助治疗。

（三）复方苦参注射液

1.成分

苦参、白土苓。

2.功能主治

清热利湿，凉血解毒，散结止痛。用于癌肿疼痛、出血。

3.用法用量

肌注：一次2~4 mL，一日2次；或静滴：一次20 mL，用氯化钠注射液200 mL稀释后应用，一日一次，儿童酌减，全身用药总量200 mL为一疗程，可连用2~3个疗程。

（四）康莱特注射液

1.成分

注射用薏苡仁油。

2.功能主治

益气养阴，消癥散结。适于不宜手术气阴两虚、脾虚湿困型原发性 NSCLC 及 HCC。配合放、化疗有一定增效作用。对中晚期肿瘤具一定抗恶病质和止痛作用。

3.用法用量

静滴：200 mL，每日 1 次，21 天为 1 疗程，间隔 3~5 天后可下一疗程。联合放、化疗时，可酌减剂量。首次使用，滴注速度应缓慢，开始 10 分钟滴速为 20 滴/分钟，20 分钟后可持续增加，30 分钟后可控制在 40~60 滴/分钟。

（五）鸦胆子油乳注射液

1.成分

精制鸦胆子油、精制豆磷脂、甘油。

2.功能主治

抗癌药。用于肺癌、肺癌脑转移及消化道肿瘤。

3.用法用量

静滴：一次 10~30 mL，一日 1 次（本品须加灭菌生理盐水 250 mL，稀释后立即使用）。

（六）榄香烯注射液

1.成分

由中药温莪术提取，主要成分为 β-榄香烯、γ-榄香烯和 δ-榄香烯。

2.功能主治

神经胶质瘤和脑转移瘤；癌性胸腹水辅助治疗。

3.用法用量

（1）胸腔注射

用套管针（闭式）引流尽量放尽胸腔积液后，先注入2%的普鲁卡因或利多卡因注射液10 mL控制疼痛，再按200~300 mg/m²体表面积计算剂量，注入胸腔。注药后让患者变换体位，1~2次/周，2周为一疗程。

（2）静脉注射

每日1次，400~600毫克/次，15天为一疗程。预防静脉炎的发生，预处理使用5~10 mL地塞米松静脉推注，然后将本品稀释于300~400 mL 10%的葡萄糖注射液稀释后静脉输注，输注结束后需要冲管。

（七）通关藤注射液

1.成分

通关藤浸膏。

2.功能主治

清热解毒，化痰软坚。用于食管癌、胃癌、肺癌、肝癌等。并可配合放疗、化疗的辅助治疗。

3.用法用量

肌注：一次 2~4 mL，一日 1~2 次；或遵医嘱。静滴：用 5% 或 10% 葡萄糖注射液稀释后滴注，一次 20~100 mL，一日一次；或遵医嘱。

（八）复方斑蝥胶囊

1.成分

斑蝥、人参、黄芪、刺五加、三棱、半枝莲、莪术、山茱萸、女贞子、熊胆粉、甘草。

2.功能主治

破血消瘀，攻毒蚀疮。原发性肝癌、肺癌、直肠癌、恶性淋巴瘤、妇瘤等。

3.用法用量

口服。一次 3 粒，一日 2 次。

（九）华蟾素片

1.成分

干蟾皮提取物。

2.功能主治

解毒，消肿，止痛。用于中、晚期肿瘤，慢性乙型肝炎等症。

3.用法用量

口服。一次3~4片，一日3~4次。

（十）槐耳颗粒

1.成分

槐耳清膏。

2.功能主治

扶正固本，活血消癥。适于正气虚弱，瘀血阻滞，原发性肝癌不宜手术和化疗者辅助用药，有改善肝区疼痛，腹胀，乏力等症状的作用。在标准化学药品治疗基础上，可用于肺癌、胃肠癌和乳腺癌所致神疲乏力、少气懒言、脘腹疼痛或胀闷、纳谷少馨、大便干结或溏泄、或气促、咳嗽、多痰、面色㿠白、胸痛、痰中带血、胸胁不适等症，改善患者生活质量。

3.用法用量

口服：一次20 g，一日3次。一个月为1疗程。

（十一）养正消积胶囊

1.成分

黄芪、女贞子、人参、莪术、灵芝、绞股蓝、炒白术、半枝莲、白花蛇舌草、茯苓、土鳖虫、鸡内金、蛇莓、白英、茵陈（绵茵陈）、徐长卿。

2.功能主治

健脾益肾、化瘀解毒。适用于不宜手术的脾肾两虚、瘀毒内阻型原发性肝癌辅助治疗，与肝内动脉介入灌注加栓塞化疗合用，有助于提高介入化疗疗效、减轻对白细胞、肝功能、血红蛋白的毒性作用，改善患者生存质量、改善脘腹胀满、纳呆食少、神疲乏力、腰膝酸软、溲赤便溏、疼痛。

3.用法用量

口服。一次4粒，一日3次。

（十二）平消胶囊

1.成分

郁金、仙鹤草、五灵脂、白矾、硝石、干漆（制）、麸炒枳壳、马钱子粉。

2.功能主治

活血化瘀，散结消肿，解毒止痛。对毒瘀内结所致的肿瘤患者具有缓解症状，缩小瘤体，提高机体免疫力，延长患者生存时间的作用。

3.用法用量

口服。一次4~8粒，一日3次。

（十三）紫龙金片

1.成分

黄芪、当归、白英、龙葵、丹参、半枝莲、蛇莓、郁金。

2.功能主治

益气养血，清热解毒，理气化瘀。用于气血两虚证原发性肺癌化疗者，症见神疲乏力，少气懒言，头昏眼花，食欲不振，气短自汗，咳嗽，疼痛。

3.用法用量

口服。一次4片，一日3次，与化疗同时使用。每4周为1周期，2个周期为1疗程。

（十四）金龙胶囊

1.成分

鲜守宫、鲜金钱白花蛇、鲜蕲蛇。

2.功能主治

破瘀散结，解郁通络。用于原发性肝癌血瘀郁结证，症见右胁下积块，胸胁疼痛，神疲乏力，腹胀，纳差等。

3.用法用量

口服。一次4粒，一日3次。

（十五）复方红豆杉胶囊

1.成分

红豆杉皮、红参、甘草、二氧化硅。

2.功能主治

祛邪散结。用于气虚痰瘀所致中晚期肺癌化疗辅助治疗。

3.用法用量

口服。一次2粒，一日3次，21天为一疗程。

二、保护脏器功能类中成药

（一）参一胶囊

1.成分

人参皂苷 Rg_3。

2.功能主治

培元固本，补益气血。与化疗配合用药，有助于提高原发性肺癌、肝癌的疗效，可改善肿瘤患者的气虚症状，提高机体免疫功能。

3.用法用量

饭前空腹口服。一次2粒，一日2次。8周为1

疗程。

（二）地榆升白片

1.成分

地榆。

2.功能主治

升高白细胞。用于白细胞减少症。

3.用法用量

口服。2~4片/次，一日3次。20天~1个月为一疗程。

（三）复方皂矾丸

1.成分

皂矾、西洋参、海马、肉桂、大枣（去核）、核桃仁。

2.功能主治

温肾健髓，益气养阴，生血止血。用于再生障碍性贫血，白细胞减少症，血小板减少症，骨髓增生异常综合征及放疗和化疗引起的骨髓损伤、白细胞减少属肾阳不足、气血两虚证者。

3.用法用量

口服。一次7~9丸，一日3次，饭后即服。

（四）艾愈胶囊

1.成分

山慈姑、白英、淫羊藿、苦参、当归、白术、人参。

2.功能主治

解毒散结，补气养血。用于中晚期癌症的辅助治疗以及癌症放化疗引起的白细胞减少症属气血两虚者。

3.用法用量

口服，一次3粒，一日3次。

（五）贞芪扶正颗粒

1.成分

黄芪、女贞子。

2.功能主治

有提高人体免疫功能，保护骨髓和肾上腺皮质功能；用于各种疾病引起的虚损；配合手术、放射线、化学治疗，促进正常功能的恢复。

3.用法用量

口服，一次1袋，一日2次。

（六）参麦注射液

1.成分

红参、麦冬。

2.功能主治

益气固脱，养阴生津，生脉。用于治疗气阴两虚型之休克、冠心病、病毒性心肌炎、慢性肺心病、粒细胞减少症。能提高肿瘤病人免疫机能，与化疗药合用，有一定增效作用，并能减少化疗药所致毒副反应。

3.用法用量

肌注：一次2~4 mL，一日1次；静滴：一次10~60 mL（用5%葡萄糖注射液250~500 mL稀释后应用）。

（七）参芪扶正注射液

1.成分

党参、黄芪。

2.功能主治

益气扶正。用于肺脾气虚引起的神疲乏力，少气懒言，自汗眩晕；肺癌、胃癌见上述症候者的辅助治疗。

3.用法用量

静滴：用于晚期肺癌250 mL，每日1次，疗程21天；与化疗合用，在化疗前3天开始使用，250 mL，每日1次，疗程21天。

参考文献

1. 吴文娟，李桂香.恶性肿瘤化疗相关性恶心呕吐的防治研究.兰州大学学报（医学版），2021，47（03）：46-50.

2. 杨静，杨柱，刘薰，等.中医外治法在化疗相关性恶心呕吐中的治疗优势.中医肿瘤学杂志，2019，1（03）：10-13.

3. 赵若含，李慧杰，李秀荣.中医药防治化疗后胃肠道反应的概况.中国中西医结合消化杂志，2021，29（10）：749-752.

4. 龙俊燊，王照钦，施征，等.针灸治疗肿瘤化疗不良反应的研究进展.世界中医药，2022，17（10）：1470-1474+1480.

5. 王晓艳，李志华.中医穴位贴敷技术对癌症患者化疗后恶心呕吐的防治效果.四川中医，2019，37（01）：189-190.

6. 王宝仪，张锂泰，高宇，等.穴位贴敷防治化疗恶心呕吐的研究进展.现代中西医结合杂志，2020，29（24）：2726-2730.

7. 苏毅馨，朱世杰，高业博，等.化疗相关心脏毒性问题研究进展.现代肿瘤医学，2022，30（17）：3253-32560.

8.李东旭，高宏，周立江.化疗药物致心脏损伤作用机制及中医药防治研究进展.云南中医中药杂志，2022，43（03）：84-88.

9.中华医学会，中华医学会杂志社，中华医学会消化病学分会，中华医学会全科医学分会，中华医学会《中华全科医师杂志》编辑委员会，消化系统疾病基层诊疗指南编写专家组.药物性肝损伤基层诊疗指南（2019年）.中华全科医师杂志，2020，19（10）：868-875.

10.Obert J Fontana，Iris Liou，Adrian Reuben，et al. AASLD practice guidance on drug，herbal，and dietary supplement－induced liver injury. Hepatology，2022.

11.Usui J，Yamagata K，Imai E，et al. Clinical practice guideline for drug-induced kidney injury in Japan 2016：digest version.Clin Exp Nephrol. 2016，20（06）：827-831.

12.Desforges AD，Hebert CM，Spence AL，et al. Treatment and diagnosis of chemotherapy－iuced peripheral neuropathy： An update. Biomed Pharmacother. 2022，147：112671.

13. 中国抗癌协会肿瘤支持治疗专业委员会，中国抗癌协会肿瘤临床化疗专业委员会.化疗诱导的周围神经病变诊治中国专家共识（2022版）.中华肿瘤杂志，2022，44（09）：928–934.

14. 林丽珠，王思愚，黄学武.肺癌中西医结合诊疗专家共识.中医肿瘤学杂志，2021，3（06）：1–17.

15. 娄彦妮，田爱平，张侠，等.中医外治化疗性周围神经病变的多中心、随机、双盲、对照临床研究.中华中医药杂志，2014，29（08）：2682–2685.

16. 马骏，魏国利，朱梁军，等.加味黄芪桂枝五物配方颗粒防治奥沙利铂神经毒性多中心、随机、双盲、对照临床研究.世界科学技术–中医药现代化，2019，21（07）：1495–1504.

17. 樊碧发.化疗所致周围神经病理性疼痛中西医诊治专家共识.中华肿瘤防治杂志，2021，28（23）：1761–1767+1779.

18. 贾立群，李佩文主编. 肿瘤中医外治法.北京：中国中医药出版社，2015：168–170.

19. 钟化荪．静脉输液治疗护理学．北京：人民军医出版社，2007：250-251.

20. 秦冰霞．化疗性静脉炎的预防及护理．基层医学论坛，2013，06：805-806.

21. 靳英辉，赵晨，甘惠，等．化疗性静脉炎护理干预效果的网状 Meta 分析．护理学杂志，2016，（04）：85-90.

22. 王青，岳佳佳，王珊，等．中药外治法在放射性皮炎中的应用现状．江苏中医药，2020，52（01）：87-90.

23. 中华医学会医学美容与美学分会皮肤美容学组．放射性皮炎诊疗专家共识．中华医学美学美容杂志，2021，27（05）：353-357.

24. 胡汉琼，廖子玲，康宁，等．放射性皮炎的中医证型及用药规律分析．中日友好医院学报，2021，35（04）：247-248+250.

25. 吕伟华，徐秀梅．湿润烧伤膏治疗放射性皮炎的临床观察．中国医药导刊，2016，18（08）：822-823.

26. 顾炜，张家源．放射性皮炎中医防治护理进展．中华现代护理杂志，2014，20（23）：2999-3001.

27. 贾明艳，邓永文，张全辉，等. 中医药治疗放射性直肠炎新进展. 实用中西医结合临床，2021，21（15）：157-159.

28. 王毓国，秦丽，窦永起. 放射性直肠炎的中医临床与实验研究进展. 解放军医学院学报，2016，37（02）：198-201.

29. 王晞星，刘丽坤，李宜放，等. 放射性直肠炎（肠澼）中医诊疗专家共识（2017 版）. 中医杂志，2018，59（08）：717-720.

30. 刘涛，吴显文，杨太峰. 葛根芩连汤加减内服联合保留灌肠治疗放射性直肠炎疗效研究. 陕西中医，2020，41（10）：1422-1425.

31. 李梅，王琳，孙盼，等. 辨证施护对阴虚津亏型放射性直肠炎的临床疗效观察. 四川中医，2019，37（06）：193-195.

32. 抗肿瘤药物引起骨髓抑制中西医结合诊治专家共识. 临床肿瘤学杂志，2021，26（11）：1020-1027.

33. 中华中医药学会血液病分会，中国中西医结合学会肿瘤专业委员会，北京中西医结合学会肿瘤专业委员会. 肿瘤相关性贫血中医药防治专家共识. 北京中医药，2021，40（01）：48-52.

34.抗肿瘤药物引起骨髓抑制中西医结合诊治专家共识.临床肿瘤学杂志，2021，26（11）：1020-1027.

35.张洪亮，李清林.中国西北地区实用中医肿瘤内科学.厦门大学出版社 浙江大学出版社，2022：67-68.

36.林洪生.恶性肿瘤中医诊疗指南.人民卫生出版社，2014.

37.周映伽，黄杰，沈红梅.放射性口腔炎的治疗进展.肿瘤基础与临床，2012，25（02）：183-184.

38.放射性口腔黏膜炎防治策略专家共识（2019）.中华放射肿瘤学杂志，2019（09）：641-647.

39.顾田，贾立群.恶性肿瘤患者放射性口腔炎的中医治疗进展.北京中医药，2018，37（01）：90-93.

40.周芳.集束化护理在放射性口腔炎患者中的应用.护理实践与研究，2022，19（14）：2163-2167.

41.王维.肿瘤防治新模式研究与实践.重庆：重庆大学出版社，2019.

42.中国抗癌协会肿瘤心理学专业委员会.中国肿瘤心理治疗指南.北京：人民卫生出版社，2016.

43.王萌，周永学.中医郁病理论的源流与发展.中华中医药杂志，2022，37（04）：1878-1881.

44.徐向青，曲淼."因郁致病"与"因病致郁"理论溯源及临证思考.北京中医药大学学报，2022，45（09）：878-881.

45.肿瘤相关抑郁状态中医诊疗专家共识.中华中医药杂志，2015，30（12）：4397-4399.

46.张碧涛，李媛媛，辛泰然，等.逍遥散治疗抑郁症的研究进展.中国实验方剂学杂志，2022，28（23）：273-282.

47.冯璐，周文静，于黎，等.中药归脾汤加减联合心理疗法治疗抑郁症的疗效研究.中华中医药学刊，2020，38（12）：134-137.

48.秦叔逵，王宝成，郭军，等.中国临床肿瘤学会（CSCO）ICIs相关的毒性管理指南.北京：人民卫生出版社，2021：1-148.

49.贾立群，贾英杰，陈冬梅，等.手足综合征中医辨证分型及治法方药专家共识.中医杂志，2022，63（06）：595-600.

50.陈晨，贾立群，娄彦妮，等.ICIs相关性肺炎发病及治疗的中医思考.中国中医急症，2022，31（03）：

425-428.

51. 中华医学会呼吸病学分会肺癌学组.ICIs相关肺炎诊治专家共识.中华结核和呼吸杂志，2019，42（11）：820-825.

52. 陈康，孙步彤.PD-1/PD-L1抑制剂在晚期肿瘤患者中的相关肺炎发生率和发生风险：一项荟萃分析.中国肺癌杂志，2020，23（11）：927-940.

53. 邱悦，马雪，梁路，等.ICIs相关肺炎的中西医研究现状与分析.现代临床医学，2022，48（03）：222-225.

54. 史珍，刘玉霞，蔡成森，等.ICIs相关性肺炎的中医诊治探索.实用心脑肺血管病杂志，2021，29（11）：121-124.

55. 华雨薇，赵林.免疫治疗相关肝毒性的诊断与管理.协和医学杂志，2021，12（05）：798-806.

56. 白敏，伍青.肿瘤免疫治疗相关不良反应护理研究进展.现代医药卫生，2022，38（02）：249-253.

57. 中国抗癌协会癌症康复与姑息治疗专业委员会.癌症相关性疲乏诊断与治疗中国专家共识.中华医学杂志，2022.01.102（03）：180-189.

58. 张剑军，钱建新.中国癌症相关性疲乏临床实践诊疗指南（2021年版）.中国癌症杂志，2021，31（09）：852-872.

59. 熊家青，李逵，徐基平.癌因性疲乏中医辨证治疗概述.中华中医药杂志，2021，36（02）：986-989.

60. 周婷，吴泳蓉，田雪飞.癌因性疲乏的中医病因探析.中华中医药杂志，2022，37（02）：982-985.

61. 樊聪智，陈卡佳，马兰.中医护理方案对晚期肺癌化疗患者癌因性疲乏和生活质量的影响.中国肿瘤临床与康复，2021，28（08）：1020-1024.

62. 中华人民共和国国家卫生健康委员会（国卫办医函号）.癌症疼痛诊疗规范（2018年版）.临床肿瘤学杂志，2018，023（10）：937-944.

63. 李文杰，刘金玉，司倩，等.癌症疼痛药物治疗理念的发展与变迁.医药导报，2021，40（01）：45-51.

64. 胡夕春，王杰军，常建华，等.癌症疼痛诊疗上海专家共识（2017年版）.中国癌症杂志，2017，27（04）：312-320.

65. 沈波，杨扬，申文，等.江苏省成人癌症疼痛诊疗规范（2020年版）.中国肿瘤临床，2020，47（07）：

325-333+1-18.

66. 樊碧发，侯丽，贾立群.癌痛规范化治疗中成药合理使用专家共识.中国疼痛医学杂志，2021，27（01）：9-17.

67. 北京市癌症疼痛护理专家共识（2018版）.中国疼痛医学杂志，2018，24（09）：641-648.

68. 郑磊，李平，张梅，等.针刺联合穴位注射治疗恶性肠梗阻26例.中国针灸，2019，39（02）：137-138.

69. 陈永兵，于恺英，饶本强，等.癌性肠梗阻内科治疗的"6字方针".肿瘤代谢与营养电子杂志，2020，7（02）：141-144.

70. 刘翠，王龙，周颖，等.以通立法采用大承气汤加减保留灌肠联合通络刮痧治疗恶性肠梗阻的疗效观察.世界中西医结合杂志，2022，17（07）：1384-1387+1392.

71. 蒋思思，吕章春，胡黎清，等.温阳消胀方肛滴联合中药热奄包治疗脾肾阳虚型恶性肠梗阻的临床研究.全科医学临床与教育，2021，19（10）：939-940.

72. 谭雅彬，周琴，蒋璐剑，等.中药贴敷神阙穴治疗肠梗阻效果的meta分析.中国医药导报，2020，17

（35）：135-139.

73. 张宇静，武胜萍，郑丽平.中药灌肠联合穴位敷贴治疗晚期癌症患者合并肠梗阻的临床研究.中华保健医学杂志，2022，24（01）：44-47.

74. 中国恶性胸腔积液诊断与治疗专家共识组.恶性胸腔积液诊断与治疗专家共识.中华内科杂志，2014，53（03）：252-256.

75. 《实用内科学》（第14版）.中国医刊，2014，49（02）：1815-1820.

76. 刘猛，贾立群，李全，等.抗癌消水膏外治恶性胸腹腔积液59例的临床观察.中国中西医结合杂志，2018，38（04）：498-500.

77. 中医恶性腹腔积液的诊疗指南（草案）.2007国际中医药肿瘤大会会刊，2007：491-493.

78. 陈嘉楠，丁文龙，朱思遥，等.贝伐珠单抗治疗恶性腹腔积液的研究进展.临床肿瘤学杂志，2022，27（02）：172-177.

79. 中国肿瘤防治办公室，中国抗癌协会合编.中国常见恶性肿瘤诊治规范.北京：中国协和医科大学北京医科大学联合出版社，1991：1-13.

80. 李晓强，张福先，王深明.深静脉血栓形成的诊断和治疗指南（第三版）.中国血管外科杂志（电子版），2017，9（04）：250-257.

81. 陈奕，陈跃鑫，陈允震，等.远端深静脉血栓形成诊疗微循环专家共识.血管与腔内血管外科杂志，2021，7（08）：890-903+908.

82. 张秋平，庞新颖，陈丽辉，等.外用中药治疗恶性肿瘤皮肤溃疡浅议.中国中医药现代远程教育，2017，15（23）：144-145.

83. 张家平，江旭品.瘢痕癌性溃疡诊断与治疗专家共识（2020年版）.中华损伤与修复杂志（电子版），2020，15（04）：264-267.

84. 廖新成，郭光华.慢性难愈性创面的分类鉴别及临床评估.中华损伤与修复杂志（电子版），2017，12（04）：303-305.

85. 王永灵，黄纲，阙华发，等.中医外治疗法治疗体表窦道及瘘管.中医外治杂志，2011，20（06）：41-43.

86. 郑文立，王立民，赵连魁，等.负压拔罐治疗简单窦道的疗效观察.解放军医学院学报，2018，39（09）：

796-799.

87.外周淋巴水肿诊疗的中国专家共识.中华整形外科杂志，2020，（04）：355-360.

88.刘瑞，石雪英，赵金，等.乳脉通络洗剂治疗乳腺癌术后上肢水肿的临床研究.现代肿瘤医学，2022，30（01）：68-71.

89.孔为民，张赫.妇科肿瘤治疗后下肢淋巴水肿专家共识.中国临床医生杂志，2021，49（02）：149-155.

90.韩雁鹏，王希，姚敏，等.基于"阳化气，阴成形"探讨水肿病的中医证治.北京中医药，2022，41（02）：171-172.

91.胡进，朱加亮，刘高明，等.宫颈癌术后下肢淋巴水肿发病机制及危险因素的研究进展.肿瘤药学，2021，11（02）：146-152.

92.王京良."活血通络方"外敷结合手法淋巴引流治疗乳腺癌术后上肢水肿的随机对照研究.世界最新医学信息文摘，2019，19（82）：150-152.

93.张芙蓉，杨名，裴晓华，等.温和灸对乳腺癌术后上肢淋巴水肿的影响.世界中西医结合杂志，2020，15（10）：1934-1937.

94.赵静雪，李杰.针灸在恶性肿瘤治疗中的作用及特点研究.针灸临床杂志，2022，38（06）：99-103.

95.姜珊多娇，陈勇超，张旭，等.针灸结合放化疗对恶性肿瘤患者生存率影响的Meta分析.中国中医药现代远程教育，2022，20（17）：48-51.

96.中华中医药学会血液病分会.肿瘤相关抑郁状态中医诊疗专家共识.中华中医药杂志，2015，30（12）：4397-4399.

97.刘上上，赵红，毕爽丽.针灸治疗抑郁症的作用机制研究进展.湖北中医药大学学报，2016，18（01）：119-122.

98.中国抗癌协会癌症康复与姑息治疗专业委员会，中国临床肿瘤学会抗肿瘤药物安全管理专家委员会.肿瘤治疗相关呕吐防治指南（2014版）.临床肿瘤学杂志，2014（03）：263-273.

99.中国肿瘤药物治疗相关恶心呕吐防治专家共识（2022年版）.中华医学杂志.2022，102（39）：3080-3094.

100.沈洪，张露，叶柏.便秘中医诊疗专家共识意见（2017）.北京中医药，2017，36（09）：771-776+

784.

101.中华人民共和国国家卫生健康委员会医政医管局.原发性肝癌诊疗指南（2022年版）.中华肝脏病杂志，2022，30（04）：367-388.

102.夏勇，杨田，王葵.肝细胞癌肝切除术后复发预防和治疗中国专家共识（2020版）.中国实用外科杂志，2021：24-27.

103.侯炜.艾迪注射液联合一线化疗方案对晚期NSCLC的临床研究总结报告（2020年）.

104.郑佳彬等.复方斑蝥胶囊预防Ⅲ期结直肠癌患者术后复发转移的多中心临床研究.中国中西医结合外科杂志，2020，26（01）：37-41.